住院医师规范化培训精品案例教材

总主审：王成增　　总主编：姜　勇

# 医学伦理学实践

本册主编　　王成增　　宋永平　　陈志敏

郑州大学出版社

**图书在版编目(CIP)数据**

医学伦理学实践／王成增，宋永平，陈志敏主编. -- 郑州：郑州大学出版社，2024.1
住院医师规范化培训精品案例教材／姜勇总主编
ISBN 978-7-5645-9938-6

Ⅰ. ①医… Ⅱ. ①王… ②宋… ③陈… Ⅲ. ①医学伦理学－职业培训－教材
Ⅳ. ①R-052

中国国家版本馆 CIP 数据核字(2023)第 185376 号

**医学伦理学实践**

YIXUE LUNLIXUE SHIJIAN

| | | | | |
|---|---|---|---|---|
| 项目负责人 | 孙保营　李海涛 | | 封面设计 | 苏永生 |
| 策划编辑 | 陈文静 | | 版式设计 | 苏永生 |
| 责任编辑 | 吕笑娟　胡文斌 | | 责任监制 | 李瑞卿 |
| 责任校对 | 张　楠 | | | |

| | | | | |
|---|---|---|---|---|
| 出版发行 | 郑州大学出版社 | | 地　址 | 郑州市大学路 40 号(450052) |
| 出版人 | 孙保营 | | 网　址 | http://www.zzup.cn |
| 经　销 | 全国新华书店 | | 发行电话 | 0371-66966070 |
| 印　刷 | 河南瑞之光印刷股份有限公司 | | | |
| 开　本 | 850 mm×1 168 mm　1／16 | | | |
| 印　张 | 7.5 | | 字　数 | 219 千字 |
| 版　次 | 2024 年 1 月第 1 版 | | 印　次 | 2024 年 1 月第 1 次印刷 |

| | | | | |
|---|---|---|---|---|
| 书　号 | ISBN 978-7-5645-9938-6 | | 定　价 | 42.00 元 |

## ◆◇ 编委会名单 ◇◆

# ◇◇ 作者名单 ◇◇

名誉主编 李中琳

主　　编 王成增　宋永平　陈志敏

副 主 编 孙莹璞　张　毅　王兰芹　田　华

编　　委 （以姓氏笔画为序）

万鼎铭（郑州大学第一附属医院）　　　宋学勤（郑州大学第一附属医院）

丰贵文（郑州大学第一附属医院）　　　张丽媛（郑州大学第一附属医院）

王　丹（郑州大学第一附属医院）　　　张嘉凯（郑州大学第一附属医院）

王　峰（郑州大学第一附属医院）　　　陈新峰（郑州大学第一附属医院）

孔祥东（郑州大学第一附属医院）　　　孟祥瑞（郑州大学第一附属医院）

田　丽（郑州大学第一附属医院）　　　赵　璇（郑州大学第一附属医院）

史存真（郑州大学第一附属医院）　　　赵高峰（郑州大学第一附属医院）

冯　敏（郑州大学第一附属医院）　　　胡琳莉（郑州大学第一附属医院）

边志磊（郑州大学第一附属医院）　　　秦国慧（郑州大学第一附属医院）

李　鑫（郑州大学第一附属医院）　　　郭　铁（郑州大学第一附属医院）

李晓丽（郑州大学第一附属医院）　　　郭文治（郑州大学第一附属医院）

李静静（河南省人民医院）　　　　　　焦智慧（郑州大学第一附属医院）

编写秘书 田　丽　张欣羽

# 前　言

随着社会的发展及我国医疗服务水平的不断提高，临床诊疗过程中对于医学伦理学的要求越来越严格，如何在不同类型的患者临床诊疗工作中遵循医学伦理要求，给予患者充分的关怀，是广大医务工作者需要思考和执行的重要工作之一。

本书搜集临床实践案例，并进行分析解读，在对案例的分析讨论中贯穿医学伦理原则与规范条款。通过对案例的伦理学解析，让读者触类旁通地掌握临床诊疗或医学研究中的医学伦理学要求。书中案例主要来源于近年来临床诊疗过程中实际发生的典型案例，包括患者医疗权益保护、临终关怀、患者隐私保护、超说明书用药等方面的内容。我们从中精选出具有典型性、普遍性的案例，遵循公认的伦理原则与规范，对它们进行伦理研讨及解析。

本书分为八章，第一章为绪论，第二至八章以临床诊疗过程中常见的问题进行分类归集，包括知情同意、临床抉择中的伦理和临床诊断思维原则、个人利益和公共利益的冲突和协调、涉及人的生物医学研究、临床超说明书用药、医患权益与义务、特殊人群的诊疗护理。针对每部分内容都引入精选案例，然后进行伦理讨论和小结，通过案例来了解医学伦理学的要求，基于案例解析来诠释如何在临床诊疗过程中充分发挥伦理学作用，如何执行伦理学要求，使患者的权益得到保护和尊重。

本书能够撰写成功要衷心感谢血液科宋永平教授、生物治疗中心张毅教授、肿瘤科王峰教授、肿瘤科李鑫教授、生殖中心胡琳莉教授、精神医学科宋学勤教授、肺移植科赵高峰教授、血液科万鼎铭教授、外科重症医学科冯敏教授、肾移植科丰贵文教授、遗传与产前诊断中心孔祥东教授、安宁疗护王兰芹教授、呼吸重症医学科李静静教授、老年医学科李晓丽教授，以及伦理审查领域的专家孙莹璞教授、李中琳教授热心提供了丰富的临床伦理审查实例。同时，诚挚感谢一直关心和支持该书编写的专家顾问！

由于编者水平所限，对案例的分析可能存在不足与不完善之处，诚恳希望本书能够起到抛砖引玉的作用，为医学伦理学的发展贡献绵薄之力，并敬请各位读者批评指正。谢谢！

编者

2024 年 1 月

# ◇◆ 目 录 ◆◇

第一章　绪论

第二章　知情同意

第三章　临床抉择中的伦理和临床诊断思维原则

1

## 第八章　特殊人群的诊疗护理

# 第一章 绪 论

医学伦理学是临床医疗与伦理学的交叉综合学科,是运用伦理学原则解决医学领域中临床实践和医学发展过程中的医学道德问题和医学道德现象的学科,它是医学领域的一个重要组成部分,又是伦理学的一个分支。医学伦理学是在医学实践过程中运用伦理学的理论、方法来研究医学领域中人与人、人与社会、人与自然关系道德问题的一门学科。

医学伦理学的相关理论在公元前4世纪的《希波克拉底誓言》已有记录,《希波克拉底誓言》是医学伦理学的最早文献,明确说明医务人员应严格遵守执业道德,应采取有利于病人的措施,保持病人的秘密。公元7世纪孙思邈在《大医精诚》中针对医德和伦理也有叙述,如"若有疾厄来求救者,不得问其贵贱贫富,长幼妍媸,怨亲善友,华夷愚智,普同一等,皆如至亲之想;亦不得瞻前顾后,自虑吉凶,护惜身命。夫杀生求生,去生更远。吾今此方,所以不用生命为药者,良由此也"等。

医学伦理学的原则分为基本原则与应用原则。基本原则是指医学需遵从的最基础的道德准则,是构建医学伦理规范的最根本、最一般的道德根据,贯穿医学道德体系的始终。我国1981年的"全国第一届医德学术讨论会"首次明确提出"社会主义医德基本原则",后进行过进一步的补充修订确定为"防病治病,救死扶伤,实行社会主义、人道主义,全心全意为人民身心健康服务"。西方医疗体系确立的医学伦理学基本原则主要包括四方面:尊重(自主)原则、不伤害原则、有利原则、公正原则。要求在医学服务中充分的尊重患者的人格、利益和隐私相关的权益,尊重患者的知情同意权和自主选择权,在诊疗过程中把患者的健康放在首位,采取有利于患者健康的治疗方案,保障患者不承担不应有的伤害,同时在医学服务的过程中公平正直的对待每一位患者,克服医疗的不公正现象,在医疗服务过程中和患者相互配合,相互合作,充分发挥医疗服务的价值,提升全社会的健康状况。医学伦理学的应用原则主要包括知情同意原则、医疗最优化原则、保密原则和生命价值原则等,是对基本原则在应用过程中如何实施的具体说明,要求医务人员在诊疗过程中充分尊重患者的权益,采取最有利于患者的治疗措施,尊重生命,尊重生命的价值,充分发挥医疗服务的价值。

医学伦理学已成为现代医学的重要组成部分,对于医疗服务的发展有着举足轻重的作用。首先,医学伦理学相关的原则和要求为医学的发展奠定了伦理方向,伴随着新技术的发展和广泛应用,如克隆技术、生殖技术、行为控制等,如何让它们更有利于人类健康事业的发展,不被滥用、乱用,需要有伦理学的约束才能更规范、更合理。同时,医学伦理学能较好地指导医务人员在临床工作中针对患者的健康状况采取合理的措施,保障患者的权益,引导医务人员成为德艺双馨的专业人员。另外,医学伦理学可以为我国医疗卫生事业的发展和改革明确价值取向,为我们构建和谐的医疗服务氛围,构建和谐的医患关系打下坚实的理论基础,保障医疗卫生事业向着正确的方向不断进步。

医学伦理学是应用型的学科,理论和实践是相辅相成的,医学伦理学的落脚点是临床诊疗,理论的发展最终是要服务于临床实践,学习理论不能脱离实践环境,所以在理论的学习中要注重实践案例的学习和总结。伦理学的理论贯穿在医学的各个领域,从生殖受孕到临终关怀,从器官移植到心理干预的方方面面均涉及伦理学的相关要求,如何在这些临床工作中严格按照伦理学的要求开展工作,就要我们有坚实的理论基础,同时有丰富的实践经验作为支撑。

我们的医疗技术还处在快速发展的阶段,在医疗技术不断进步的同时会有各种新的伦理问题不断涌现,伴随着医疗技术的发展和进步,医学伦理学也需要不断完善,医学伦理学作为一门应用型的学科,需要我们在实践过程中不断总结,由实践升华为理论,再从理论回归到实践中,最终推动医学科学的发展,实现造福人类的目标。

（王成增）

# 第二章  知情同意

## 案例 1  活体器官捐献

### 一、案例概述

#### (一)案例描述

某先天性胆道闭锁患儿王某,男,6个月,因早期未行葛西手术,6个月时发展为肝硬化、肝衰竭,需要行肝移植挽救生命。患儿的父母均表示愿意为自己的孩子捐献部分肝脏,双方均行常规配型及传染病检查。结果患儿的父亲患有乙型肝炎,不适合做肝脏捐献。孩子的母亲各项检查指标均正常,适合捐献,患儿母亲准备活体捐献部分肝脏挽救患儿,但是伦理审查时患儿外祖父、外祖母不同意女儿捐献,最终未能活体器官捐献。

#### (二)医学分析

先天性胆道闭锁是肝脏向胆囊输送胆汁的胆道,在胎儿处于宫内或出生早期发生了闭锁,胆汁无法排出,长期胆汁淤积引起肝硬化、肝衰竭。先天性胆道闭锁早期可行葛西手术,越早行葛西手术患儿治愈率越高,但是如果超过6个月未行葛西手术,只能行肝移植手术。由于患者已经6个月,失去了做葛西手术的机会,只有做肝移植才能挽救生命。由于孩子血型是 AB 型,患儿父母从血型上均可捐献肝脏,但是患儿父亲患有乙型肝炎,不适合捐献。母亲各项指标均符合捐献条件。患者由于年龄较小,体重小,仅需要成人肝脏左外叶即可满足生理所需。成人捐献肝脏左外叶手术风险小,恢复快,对捐献者长期影响小,且胆道闭锁行活体肝移植长期效果良好。

#### (三)病情处理沟通

移植中心医生召集患者家属及活体器官捐献人的父母等,讲解患儿的病情,患儿是先天性胆道闭锁,处于肝衰竭期,目前需行肝移植治疗。患儿父亲携带乙型肝炎病毒,如患儿父亲捐献,患儿需要终生服用抗乙型肝炎病毒药物,此种情况不适合器官捐献。患儿母亲情况适合肝脏捐献,医生详细讲解捐献及移植的手术方式、风险、并发症及长期存活情况等,同时讲解我国活体器官捐献的法律、法规。活体器官捐献应当遵循自愿、无偿的原则。公民享有捐献或者不捐献其人体器官的权利,对已经表示捐献其人体器官的意愿,有权予以撤销。任何组织或者个人不得强迫、欺骗或者利诱他人捐献人体器官。捐献人体器官的公民应当年满18周岁且具有完全民事行为能力。并且活体捐献人父母需同意,由于患儿外祖父母不同意自己女儿进行活体捐献,未能达到法律规定的捐献知情同意的所有条件,家属表示充分理解,遂放弃活体器官移植。

### (四)案例处理审议

该机构器官移植学伦理委员会受理申请并进行了审议,该伦理委员会成员认为,捐献器官应服从自愿原则,患儿母亲有捐献器官的意愿,但是需进一步排除是否为了维护家庭关系的和谐而做出的决定,但是捐献者有完全行为能力的父母不同意,不符合法律规定。审议最终决定,法律上不准许的,伦理上也不会支持。最终未能行活体器官捐献。

## 二、伦理研讨

### (一)伦理法规分析

2009 年原卫生部颁布的《关于规范活体器官移植的若干规定》:活体器官捐献应当遵循自愿、无偿的原则。公民享有捐献或者不捐献其人体器官的权利,对已经表示捐献其人体器官的意愿,有权予以撤销。任何组织或者个人不得强迫、欺骗或者利诱他人捐献人体器官。同时规定:从事活体器官移植的医疗机构应当要求申请活体器官移植的捐献人与接受人提交由活体器官捐献人及其具有完全民事行为能力的父母、成年子女(已结婚的捐献人还应当包括其配偶)共同签署的捐献人自愿、无偿捐献器官的书面意愿和活体器官接受人同意接受捐献人捐献器官的书面意愿。因预行活体捐献人的父母不同意,不符合法律规定。未通过伦理审批,未行活体器官移植。

### (二)案例处理分析

患儿家属及捐献者享有知情权,医生充分履行了告知的义务,在审慎的评估和判断之后,告知患者家属、捐献者家属相关的情况:一方面是活体肝移植手术过程及可能会遭遇的风险,以及移植术后长期效果、长期服用免疫抑制剂不良反应等;另一方面是器官捐献者的手术方式、手术风险、可能出现的并发症及对长期健康的影响等,并告知家属医疗结果并不是完全可预测的,有一定的不确定性,要充分了解风险与收益。对于捐献者来说,手术是有伤害性的,伦理审查中,甄别捐献者是不是捐献人自己的真实意愿,因为受捐者是捐献者的儿子,是至亲,捐献者在关键时刻很有可能在强大的家庭和社会压力下被迫做出捐献意愿。她本身可能并不想做出这样的牺牲,然而一旦她选择沉默或是反对,便会在今后的生活中受到诸多的责难,从而背负巨大的罪恶感。但是我国法律对此做出了相应的附加条件,由活体器官捐献人的父母、成年子女、配偶需与捐献人共同签署的捐献人自愿、无偿捐献器官的书面意愿。患儿的外公、外婆可能没有家庭压力及社会压力,在一定程度上可以发挥保护捐献人的作用,使其免受一定的压力。

### (三)社会学分析

活体器官捐献是在外科历史上,第一次出现一个健康的正常人为了另一个人的利益做大手术的情况。虽然任何一种自愿的并且不以自利而以利他为目的的行为都被认为是舍己为人的,是高尚的,但是客观地讲,健康人捐献活体器官是家庭的不幸,也是社会的不幸,是一种无奈之举。对于捐献者需自愿、无偿,但是可能会在家庭、社会等压力下做出选择,但是法律规定活体捐献者的父母、成年子女、配偶等需供体签署知情同意,在一定程度上减轻了捐赠者的压力。伦理是认识和道德层面上的东西,它只能转化为具有普遍强制约束力的法律才具有可操作性和稳定的规范性。

## 三、结语

器官捐献,应严格遵循知情同意原则,认真执行术前伦理专家评审制度,严把活体供者伦理关、法律关,为器官移植技术健康发展提供伦理平台和法律保证。

(郭文治　张嘉凯)

案例2　亲缘移植配型

一、案例概述

（一）案例描述

李先生，42 岁，因"发热、皮下出血 1 周，加重 3 d"为主诉于 2018 年 7 月 3 日入院，后完善血常规、骨髓穿刺、流式免疫分型、染色体核型分型、融合基因等相关检查，最终确诊为急性淋巴细胞白血病（高危）。患者经一个疗程诱导缓解治疗后获得部分缓解，后续巩固强化治疗后，需行异基因造血干细胞移植。此患者父亲年龄 66 岁，患有冠心病，母亲年龄 65 岁，既往有脑梗死病史，妹妹，39 岁，已结婚生育，育有一女，13 岁；患者育有一子，15 岁。患者妹妹与其行移植前 HLA 配型，结果显示兄妹俩为 HLA 高分辨配型全相合，但是造血干细胞移植前，患者妹妹拒绝为患者捐献干细胞。后患者与其儿子行 HLA 配型，结果显示两者 HLA 配型仅有 1/10相合，此结果说明患者与其儿子可能为非生物学父子，其子无法为患者捐献造血干细胞。患者在中华骨髓库中也未找到非血缘相合造血干细胞移植供者。后经患者父母多次与其妹妹沟通求助，患者妹妹最终同意捐献造血干细胞。患者于 2019 年 2 月 13 日行同胞相合造血干细胞移植，移植前医务人员充分告知李先生及其家属，造血干细胞移植后，患者丧失生育能力的概率极大，李先生及其家属商议后，李先生在生殖中心进行了生育力保存。目前患者移植后 3 年半余，一般情况良好，急性淋巴细胞白血病处于缓解状态。且患者在造血干细胞移植前进行了生育力保存，移植后与其妻子生育了一个健康的女儿。

（二）医学分析

患者诊断为成人高危急性淋巴细胞白血病，根据目前国内外治疗建议，患者在通过诱导缓解治疗达到完全缓解后，最佳的治疗方案为异基因造血干细胞移植。异基因造血干细胞移植在供者选择顺序上优先选择同胞相合供者，即亲兄弟姐妹之间 HLA 配型完全相合的供者，如无法找到同胞相合造血干细胞移植供者，可在中华骨髓库中寻找非血缘供者或者寻找父母子女、兄弟姐妹做单倍体相合造血干细胞移植供者。但此患者与其妹妹为 HLA 全相合，是最好的供者选择，但其妹妹在移植前拒绝为患者捐献造血干细胞，患者在中华骨髓库中也未找到相合供者。患者父母年龄偏大且均有并发症，不适合做造血干细胞移植供者，后只能与其子进行 HLA 配型，但结果显示患者与其儿子可能为非生物学父子。最终经患者父母多方努力，患者妹妹同意为其捐献造血干细胞，之后患者造血干细胞移植成功，目前原发疾病处于缓解状态。但是大部分接受异基因造血干细胞移植的患者在移植后丧失生育力，患者在充分知情后，决定造血干细胞移植前进行生育能力的保存，在移植后与其妻子育有一个健康的女儿。

（三）病情处理与沟通

医务人员经过与患者及其家属充分沟通，告知患者高危急性淋巴细胞白血病行异基因造血干细胞移植的必要性，以及捐献造血干细胞是非常安全的，并不会对供者造成身体各个器官的损伤。但患者与其妹妹自幼兄妹关系不好，患者父母重男轻女的思想严重，患者妹妹觉得在其成长过程中受到了不公平待遇，并把这些均归咎于患者李先生，因此在李先生生病需要造血干细胞移植时，患者妹妹不同意捐献造血干细胞。至于在临床诊疗过程中，发现患者儿子并非亲生，我们首先与李先生妻子进行沟通，李先生妻子承认自己在婚前和其他男子发生关系，但婚后才发现怀孕，并不清楚孩子真正的父亲是谁，李先生妻子表示她现在非常爱李先生，觉得非常对不起李先生，要尽全力给李先生治疗，并全心照顾李先生康复。在征得李先生妻子同意后，告知李先生父母真实情况，李先生儿子无法为其捐献造血干细胞，李先生父母最初知情后非常愤怒和绝望，认为自己的儿媳妇对他们造成了严重的精神伤害，后经李先生妻子反复真诚道歉并表示要对李先生不离不弃地照顾，并且愿意等李先生病情稳定后再为李先生生育孩子，李先生父母最终选择了原谅儿媳妇。李先生妹妹看到李先生身患重病的情况下，倾心养育十几年的孩子却不是自己的亲生孩子，再加上父母真诚地道歉，非常同情哥哥的遭遇，而且捐献造血干细胞并不会影响自身健康，最终同意为其捐献造血干细胞。考虑到目前告诉李先生实情，可能会对李先生造成严重的打击而影响治疗，医务人员暂时并未告知患者实情，至于后续在何种时机告知李先生事实情况，由李先生家属做决定。后经充分告知李先生及其家属，造血干细胞移植对患者疾病的治疗疗效及可能出现的并发症，李先生及其家属表示知情理解，最终接受造血干细胞移植治疗。因李先生妻子与李先生商议希望再生育一个孩子，在造血干细胞移植前李先生进行了生育力保存，移植后李先生和妻子育有一健康的女儿，使得现在李先生生活圆满。

## 二、伦理研讨

### （一）伦理法规分析

该案例主要牵涉医学伦理学中的两个问题：第一，公民器官捐献中的自愿原则，第二，患者的知情同意权。

造血干细胞捐献，包括骨髓捐献和外周造血干细胞捐献，是造血干细胞移植的前提，没有捐献的造血干细胞就不可能实施造血干细胞移植。造血干细胞移植技术是治疗白血病、淋巴瘤和骨髓瘤等血液肿瘤的非常有效和理想的方法，已在临床治疗中得到不断地推广应用。我国血液肿瘤的发病率，仅白血病约为 3/10 万，即每年有近 3.6 万人罹患白血病。虽然造血干细胞移植是治疗多种血液肿瘤的理想方法，但要寻找与患者组织相容性抗原基因相匹配，不被排斥的造血干细胞却不容易。人体内的造血干细胞具有很强的再生能力，捐献造血干细胞不会影响健康。造血干细胞捐献这个问题上，具有完全民事行为能力的人有权依法自主决定无偿捐献其人体细胞、人体组织、人体器官、遗体。任何组织或者个人不得强迫、欺骗、利诱其捐献。

最初李先生妹妹不同意为李先生捐献造血干细胞，其他任何人和机构均无权强迫李先生妹妹捐献，虽然从道德层面李先生妹妹对自己哥哥见死不救，会受到道德上的谴责，但我们仍然不能强迫其捐献。最后，李先生妹妹和医师多次沟通确定捐献造血干细胞不会影响自身健康，且同情李先生的遭遇，同意捐献并使李先生最终获救。从社会良俗和道德上来讲，对于自己患病的亲哥哥，在不损害自身健康的前提下，李先生妹妹是应该为李先生捐献造血干细胞的，但是李先生妹妹最初不愿意为李先生捐献造血干细胞，因此李先生妹妹的行为可能会受到大众的谴责。但是从法律层面上，捐献造血干细胞是需要在捐献者完全自愿的前提下捐献的，医务人员和李先生及其父母均无权强迫李先生妹妹捐献造血干细胞。但是后来李先生无法找到合适的供者，李先生妹妹最终同意捐献造血干细胞，对李先生给予了很大的帮助。

第二个问题是，患者李先生的知情同意权在诊疗过程中是否受到了侵害。患者的知情同意权包括哪些方面内容？现行的《中华人民共和国医师法》《中华人民共和国母婴保健法》《医疗机构管理条例》《医疗机构管理条例实施细则》等，都将知情同意权化为具体的事项进行了规定。比如，在注意避免对患者产生不利后果的前提下，医师应如实向患者或其家属介绍病情。进行医学实验要经批准,同时还要得到患者或家属同意。医院必须将执业许可证、诊疗项目、收费标准悬挂于明显之处,医院工作人员必须佩戴有本人姓名、职务、职称的标牌,医院必须按规定收取费用,详列细项,出具收据。医师做手术、特殊检查或特殊治疗时,必须征得患者同意,而且要有签字。无法取得患者意见时,要取得家属同意并签字。无法得到患者同意并签字或者其家属同意并签字时,由医师写出医疗处置方案,医院负责人批准后实施。知情同意权要求医务人员履行告知义务。根据《中华人民共和国消费者权益保护法》及前述医疗卫生法律、法规以及诚实信用原则,在医疗活动中为满足患者的知情权,医疗机构有义务告知患者如下内容:①就诊医疗机构和医务人员基本情况和医学专长包括医疗机构的基本情况、专业特长,医务人员的职称、学术专长、以往治疗效果等。②医院规章制度中与其利益有关的内容。③医疗机构及其医务人员的诊断手段、诊断措施。④所采用的治疗仪器和药品等的疗效、不良反应等问题。⑤手术的成功率、目的、方法、预期效果、手术过程中可能要承受的不适和麻烦以及手术不成功可能想象到的后果、潜在危险等。⑥患者的病情。⑦患者所患疾病的治疗措施。即可能采用的各种治疗措施的内容、通常能够达到的效果、可能出现的风险等。⑧告知患者需要的费用。当然,并不是所有的医疗活动都必须向患者告知,为了避免对患者产生不利的影响,在某种情况下医务人员可不履行告知义务,如患者本人对病情十分理解,对医疗措施满意,患者本人认为自己病情轻微或者患者本人放弃告知义务。特殊的绝症、顽症和疾病的自然转归无需向本人告知,为抢救危重患者应先采取急救措施挽救患者的生命,可以暂不告知,对患者死因的认定在未经法医鉴定前不告知。

该案例医务人员已经反复告知患者高危急性淋巴细胞白血病目前最佳的治疗措施为异基因造血干细胞移植,在家属的配合下,积极为患者寻找异基因造血干细胞移植的供者,在找到合适的造血干细胞移植供者后,充分告知患者及其家属在造血干细胞移植过程中可能出现的并发症和预后。在寻找造血干细胞供者的过程中,发现患者儿子并非其生物学儿子,考虑到告知患者实情,将对患者造成严重的打击而影响患者急性淋巴细胞白血病的治疗效果,与患者直系家属沟通后,暂不予告知也是符合为患者利益最大化的选择。

### (二)案例处理分析

医务人员在患者明确诊断后,按照诊疗共识予以标准方案诱导缓解后,对于高危的成人急性淋巴细胞白血病,国内外最新统一的治疗指南均建议行异基因造血干细胞移植进行治疗以提高患者的生存率,捐献造血干细胞也并不会对捐献者造成不良的影响。在积极为患者寻找合适供者的过程中,从最优供者拒绝捐献,到仅剩的可以捐献供者不是亲生子,无法捐献,再到最优供者同意捐献,李先生一家经历了一些波折。但是最后患者在对造血干细胞移植的疗效和并发症等各个方面有充分的知情同意权后,不仅急性淋巴细胞白血病治疗获得了最佳的治疗疗效,而且患者在移植前进行了生育力保存,移植后生育一健康的孩子。

### (三)社会学分析

知情同意权的核心是"任何人体试验都必须取得受试者的同意,不允许隐瞒患者和家属在患者身上进行任何试验"。这说明医务人员对患者所采取的任何医疗措施都必须向患者和家属详细告知,但患者由于不懂得医学知识,医务人员必须用通俗易懂的形式尽量向患者说明情况,让患者知道治疗措施的不足和不良反应,甚至危险性。为维护患者的生命健康权,尊重患者的自我处置权,让患者知道知情权是同意权的基础,只有患者在知道自己的病情基础上,根据医师的告知,知道自己的病情和应采取的治疗措施和医疗意外、医疗并发症的存在、医疗过程中的风险等情况,让患者在知情的情况下做出承诺,并履行签字同意。医务人员在患者充分配合的情况下,才能有效地采取措施保障医疗安全,让患者在自主自愿的情况下做出负责的承诺,患者的知情权最后转变为患者对医疗风险的承担。自然而然,知情同意成为医务人员免责的条款,也是避免医疗纠纷发生的根本措施。患者的知情同意权早在 18 世纪就已经提出来了,1957 年美国法院的判决创造了知情同意权这一词汇,从此确立了患者的知情同意权,这一法律概念很快被美国各州所接受,并传输到国外。现已成为法学理论上承认的一项患者的基本权利。知情同意权在西方国家已存在多年,并得到医患双方的共识,这一学说最早来源于《纽伦堡法典》,具体表现为个人有意识的同意和允许的自我控制权、决定权,让知情同意权真正融入我们的实践行动中,使之成为患者一项真正的权利。为此任何特殊检查、特殊医疗器械的使用、新药物的应用、手术协议书都必须经患者本人同意,除非患者本人失去行为能力,才允许他的配偶、子女、父母代办签字。此种做法体现了"生命的权利神圣不可侵犯",任何人对自己的身体都有决定权和控制权。保护人的生命权、健康权是法律赋予的责任。中国《中华人民共和国民法典》第九十八条"公民享有生命健康权",具体表现为公民对于自己的生命安全、身体组织、器官的完整以及身体的生理机能和心理状态的健康所享有的权利。包括生命权、身体权和健康权,必须以法律的形式加强保护。任何人、任何组织,不得以任何手段剥夺公民的生命健康权。近几年来,中国在医疗行业的执业中以宪法为基础、以民法为前提出台了有关的法律、行政法规、地方法规等,规范医疗服务行为,维护医患双方的合法权益,保障医疗安全,促进医学技术的发展。如 1999 年 5 月 11 日起实施的原《中华人民共和国执业医师法》第二十六条规定:"医师应当如实向患者或家属介绍病情,但应注意避免对患者产生不利后果,医师进行试验性临床治疗,应当经医院批准并征得患者本人或其家属同意"。此条的立法原则是依据宪法和民法为基础,体现出患者因病就医的行为应和医疗机构形成事实上的医疗服务合同,患者和院方已构成民事主体,患者有权利知道自己的真实病情和健康状况,有权利知道各项检查结果和医师对自己采取的诊疗措施及愈后信息,在患者知情同意下和院方达成共识。医患双方在诚信的前提下,医方应做到诊断明确、治疗措施得当、病情康复快、经济损失少,但涉及患者本人隐私的地方应尊重患者的意愿,特别是对一些顽症的治疗更要尊重患者的意见,以避免对患者产生不利的治疗和康复,如患者被诊断为恶性肿瘤,应采取适当的形式向家属告知,有关病情恶化、愈后不良不要轻易告诉患者本人,医方应采取谨慎的方式履行告知,并尊重患者的隐私权和知情权。

## 三、结语

医疗机构及其医务人员,应尊重患者的知情同意权,尊重造血干细胞捐献者的个人意愿。

---

**附:我国相关法律、法规及患者所在省实施的《医疗机构管理条例实施细则》和《医疗事故处理条例》办法相应条文**

《医疗机构管理条例实施细则》第六十二条规定:"医疗机构应尊重患者对自己的病情、诊断、治疗的知情权,在实施手术、特殊检查、特殊治疗时应当向患者做出必要的解释,因实施保护性医疗措施不宜向患者说明情况,应当将有关情况通知家属。"

《医疗事故处理条例》第十一条规定:"在医疗活动中,医疗机构及医务人员应当将患者的病情、医疗措施、医疗风险等如实告知患者,及时解答其咨询,但是应当避免对患者产生不利后果。"

(万鼎铭　边志磊　宋永平)

## 案例3 腹膜后肉瘤手术

### 一、案例概述

#### （一）案例描述

某患者术前诊断为腹膜后肉瘤,已告知肉瘤为低度恶性,术后容易反复局部复发,需要经历多次手术。本次手术只能切除较大瘤体,无法根治性切除,如复发需再次手术(甚至多次手术)直至最终无法再进行外科手术。鉴于此类肉瘤对放、化疗均不敏感,并且生长较迅速,占据体腔,影响脏器功能,手术切除大部分瘤体是当前医学界的权宜之计。术中见左侧腹膜后肉瘤包围左肾,不得已切除左侧肾脏。半年后肿瘤复发,在另一家医院手术时,手术记录写明未见左肾。患者家属提出异议,甚至指责第一次手术的医师"偷割"了患者的左侧肾脏移植给了他人。

#### （二）医学分析

医疗事故鉴定委员会认为第一次手术的医师的过错在于:①可能不得已摘除左肾未在术前明确告知并获得同意;②术中如已确认无法保留左肾,未立即告知家属,获得家属同意并在病程记录中注明(手术记录也应写明)。医师未及时告知病情并未征得患者及家属同意就摘除受累器官,明显是有责任的。

患者指责、误会医师"偷割"了肾脏,移植给了别人,明显已成为刑事案件。因此,知情同意有助于医患相互了解和沟通,避免不必要的误解和纠纷。

患者利益第一,要求医务工作者不仅在主观上,还要在客观上对患者利益负责,不伤害患者,即有义务避免有意的或因疏忽大意而伤害患者。但医疗工作有双重效应,有时会给患者或第三者带来有害的后果,即这些后果不是直接、有意的,而是间接、可预见的,但是无法避免的效应。

知情同意在临床医疗中具有三方面的伦理特征。

1. 义务性　医师有帮助患者了解疾病状态及诊疗计划的义务;患者知情后也有义务协助医师做出相应决定,双重义务不可偏废。

2. 意向性　患者希望更多地了解与自身疾病相关的医疗信息,并参与治疗方案的决定。医师应赞同患者的意向,这有利于医疗方案的执行,利于建立良好合作的医患关系。

3. 自愿性　知情是患者的要求,同意是患者充分知情后作出的决定,而不是在某种压力下或欺骗下作出的决定。

无论是作为医学伦理学的原则,还是作为患者的一项权利,知情同意的基本社会功能是防止一部分人因为拥有某些方面的优势而侵害另一部分人的正当权益。所谓知情同意权是指患者在医疗卫生服务中,享有知晓自己病情和医务人员所要采取的诊治措施,并自主选择合适的诊治决策的权利。

大多数患者在术中的情况与术前所分析的情况相差不多,不会出现太大的矛盾意见。但也有个别特殊病例,在术中出现预料之外的事情。在这种情况下,一定要和患者或家属(患者无自主决定能力或已授权给家属)说明真实情况,让患者或家属了解术中实际情况,尤其是手术处置结果与术前签定意见书不一致的地方,一定要签定补充知情同意书后方可继续手术处置。本次案例中,患者及家属在未知情的情况下即被摘除左肾,明显损害了患者知情同意权。

## 二、伦理研讨

### (一)案例处理分析

临床诊疗工作中的知情同意是建立在患方自主、自由基础之上的,完全尊重个人意愿,由患方根据自己的利益做出的判断和选择。"知情同意"是向患方告知病情和签署知情同意书的过程。

作为一项伦理原则,知情同意不仅要求医务人员的医疗行为应当经过患者的知情并同意,而且要求医务人员应当遵循"行善"的原则,最大限度地保护患者的生命健康权利。在医疗实践中并非患者或其家属的一切选择都对患者本人的生命健康有益,有时医师按照患者或其家属的知情同意处置可能会对患者产生有害的结果。当患者的生命健康权与知情同意权发生冲突时,医务人员应当如何抉择?什么样的抉择才更符合患者的最大利益?对这些问题的不同回答,直接影响着医务人员的最终选择。如对于一个喉梗阻患儿,如果医务人员出于无私利他的道德动机,在其父母拒绝手术签字的情况下毅然进行手术,虽然达到了医疗上的善,但却没有尊重他们知情同意的权利。如果医务人员严格按照知情同意原则行事,在患儿父母未签字的情况下不予手术,虽然体现了对患者权利的尊重,但却未达到医疗上最大的善。在此,医务人员对知情同意权的取舍,不仅关系着患者的生命,而且体现了一个医师的风险责任意识。

此案例患者术前诊断为多发性腹膜后肉瘤,为低度恶性,手术不能根治切除且容易复发,术中在未告知患者及家属获得知情同意的情况下切除患者左肾,并不能有效缓解患者病情改变,医务人员虽出于良好的动机,但手术中摘除左侧肾脏与否并不即刻危及生命,且对术后改变未起到决定性作用,医务人员未向患者家属告知情况即摘除患者左侧肾脏,就难以得到伦理上的辩护。因为医务人员在触犯患者知情同意权的同时,并没有体现出违背知情同意权所取得利益大于维护患者的生命健康的利益。

违背向患者及家属告知义务:医务人员有帮助患者了解疾病状态及诊疗计划的义务,医务人员应提供有关病情的足够信息,以便患者作出决定,医师应对病情及诊疗方案作出充分必要的说明和解释。告知内容有:患者的病情、已确定的诊断及各种检查及化验结果;疾病可能带来的后果;目前可供选择的各种治疗方案,以及各种治疗方案的利弊、费用和所需时间;拟行的检查措施,以及实施这些检查的目的,可能给患者带来不利影响及可能产生费用;对需手术治疗的患者,应告知手术名称、手术指征、禁忌证、术前、术中及术后注意事项,手术的效果、风险及并发症,本院的治疗条件等。特别是手术和各种有创检查,治疗前必须详尽告知,取得患者及家属的合作和谅解。

违背患者的知情同意权:知情同意权,指患者有权知道自己的病情,并对医务人员要采取的医疗措施进行决定。包括了解权、被告知权、选择权、拒绝权和同意权等。知情同意实质是患者向医疗机构及医务人员进行的医疗服务授权委托的行为。患者的同意权,又称为其"选择权""自我决定权",指患者在知情的前提下,自主选择接受或拒绝医疗服务的权利。在医疗活动中,患者知情不是目的,而是其行使选择权和自我决定权的基础,在充分知情的基础上做出自我选择和决策,以保护其人身权和财产权,才是其知情的最终目的。侵害患者知情权的行为,实质上是侵害了患者的选择权和自我决定权,从而直接或间接地侵害了患者的生命健康权。

### (二)伦理法规分析

根据国家有关法律、法规及相关制度,医师必须向患者及家属告知病情相关内容。原《侵权责任法》第五十五条将患者的知情同意权确立为了一项具有独立性的权利,并且也明确一旦造成损害必须承担赔偿责任。这对于患者知情同意权的认识与保护有着重要的意义。知情同意权是一项独立的人格权。患者知情同意权有别于其他权利,它是患者自主决定权的核心内容与重要体现,是对患者自我决定权的尊重。尊重患者的自我决定权就是尊重人权,是衡量文明的重要标尺。知情同意权行使的本质其实就是对自己生命健康权益的处分。知情同意权是独立于生命健康权的一种特殊的人格权,它完全是基于对患者自主权的尊重而存在的。这是对患者地位由客体到主体地位的承认,是对患者自主决定权的尊重。在未经患者知情同意的正常情况下进行的治疗,即便是医疗行为本身不存在过错,即便是对患者的生命健康未造成损害也是侵权行为。同样即使医师履行了比较充分的告知义务,患者也同意医疗方案,但这并不意味着在医疗过程中存在过失是合法的,医师因过失而导致患者造成伤害的仍然要承担赔偿责任。

知情同意权不仅是患者伦理上的权利,也是法律上的权利。同时做到知情同意也是医务人员的义务,它要求医务人员必须履行,具有法律强制性和使然性,是知情同意的伦理底线。在医疗实践中,伦理上的知情同意与法律上的知情同意是相辅相成、相互渗透的。首先,前者是后者的重要来源。前者可以通过立法程序转变为后者,后者能够以明确具体的表达方式确认前者,从而使不系统、不明确的伦理表达方式变为具体明确的法律行为准则。如我国《中华人民共和国医师法》第二十六条规定:"医师进行实验性临床医疗,应当经医院批准并征得患者本人或者其家属同意"。《医疗机构管理条例》第三十三条规定:"医疗机构施行手术、特殊检查或者特殊治疗时,必须征得患者同意,并应当取得其家属或者关系人同意并签字。"这些法律条款具体地体现了医务人员告知的义务和患者知情同意的权利。这种法律上的义务和权利体现了对患者人格权、自主权的尊重,是对医疗行为最基本的道德规范。

《医疗机构管理条例》第六十二条,医疗机构应当尊重患者对自己的病情、诊断、治疗的知情权。在实施手术、特殊检查、特殊治疗时,应当向患者作必要的解释。在治疗中,需要改变治疗方案或有其他变动的,要及时告知并签署知情同意书。如患者本人或患者家属不能签署的,可由患者近家属签署。本次案例中,医务人员违背了患者的知情权,剥夺了患者及患者家属选择的权利。

### (三)伦理情理讨论

术前检查与术中检查的差异性,导致手术在一定情况下需要改变术式或者扩大手术范围,涉及改变原定手术时一定要取得患者或家属的同意。此时患者处于全麻状态,患者家属在外肯定心情焦虑,担忧患者会出现意外,常常由于过度紧张而坐立不安,若改变术式而未告知患者家属,术后病情较术前无明显缓解或更差,患者及家属会更加揣测医师改变术式的行为,哪怕是出于善意的前提下,只要不是在危及生命健康时,都应该详细向患者及家属讲解病情变化,并尊重患者家属的选择。

### (四)社会学分析

由于社会文化的差异,知情同意原则在我国较难实行,但并非说知情同意原则在我国完全不适用。相反,应该大力宣传和教育医务人员,切实从实质内容上遵守知情同意原则。同时教育患者提高知情同意的权利意识。一般而言,知情同意仍然是重要的伦理原则之一,其内涵应有所扩大。一是对自身所患疾病的知情权,即有权了解自己患了什么病、病情的轻重以及预后如何,从而促使患者及家属采取相应的行动。二是对各种治疗方法及实验治疗方法的治疗作用、不良反应及手术意外的知情权,对接受何种治疗有自主选择的权利。三是对医疗服务的价格有知情的权利,有权选择更适宜的技术和服务,对于患者经济方面的知情同意权应放在重要的位置。一个只考虑患者的病情需要而不考虑患者的经济承受能力的医务人员,是不符合人道主义的。但尊重患者知情同意权的同时必须遵守对患者有利的原则和不伤害的原则。目前,知情同意的执行与维护仍有待进一步加强,这涉及医学伦理教育、医学伦理宣传、科学的卫生管理、制定合理的卫生服务质量控制评价指标体系等方面。

## 三、结语

医疗机构及其医务人员应在保障患者生命健康的前提下尊重患者的选择权,选择权的前提是知情权,医师与患者为了一个共同目标努力,运用现有的或可以利用的最好的医疗手段,最大限度利于患者的健康恢复或提高生活质量。在这个目标下,知情同意是基本的伦理原则。和谐的医患关系是建立在这一原则的基础上的。

(王兰芹)

## 案例 4 肾移植供者捐献

## 一、案例概述

### (一)案例描述

患者于某,男,28 岁,因长期慢性肾炎、肾功能不全需要规律透析,经多学科会诊:肾移植才能解决长期透析问题,但肾源紧张,医师建议其首先动员家属捐献。其父年龄较大,且长期患有高血压、糖尿病等基础性疾病,不宜作为肾源供者;其母,同样由于年龄偏大,乳腺癌术后,肿瘤患者不宜作为器官移植的供者;其有一弟,21 岁,发育正常,无特殊疾病,父母考虑可以给其兄提供肾源。此外,器官移植的供体主要来源之一为:从尸体上摘取器官和组织,最好有死者生前自愿捐献的书面或口头遗嘱,特殊情况下,也可采取推定同意原则,但需要给予死者或其家属一定的经济补偿,且需要排队等候合适肾源。此时,医务人员如何同患者家属沟通及选择最优方案呢? 经过同患者及家属分析肾移植的风险和获益,肾源不同之间的优劣,患者及家属最终选择与其弟沟通后,其弟愿意提供肾源,并成功进行了肾移植。

### (二)医学分析

肾移植作为终末期肾病的主要治疗手段,家属活体肾移植是公民逝世后器官捐献供肾移植的有益补充,且具有明显优势,治疗费用相对较低,等待时间较短,一般 1 ~ 2 个月审批后即可手术。器官捐献移植往往等待患者较多,而肾源较少,部分患者等待时间较长,甚至在等待过程中死亡;器官从捐献者体内取出再植入到受者体内时间较短,几乎没有热缺血时间,冷缺血时间是 2 h 左右,因此移植后尿量恢复良好,可能 1 h 达到 1 000 mL 尿,所以患者肌酐水平下降较快,一般术后 2 ~ 3 d 可以降到正常;由于肾功能恢复快,肾脏质量好,排斥反应的风险相应降低,术后免疫抑制药物使用剂量也会少很多,同时降低患者感染风险。

### (三)病情处理沟通

患者长期肾功能不全,间断透析不能解决持久问题,寻找肾源早日肾脏移植才是解决的根本办法。向患者及家属详细告知肾脏移植的供体来源,利与弊,审慎的选择供体,对接受移植的患者必须经过认真全面地评价其他疗法的可能性和有效性之后,受者的得益与供者的损伤应有恰当的比例,得要大于失,对供者和受者进行对应的检查、检验,排除肾脏移植的禁忌证,才能决定是否进行器官移植。决定进行移植时,应详细告知患者肾移植的主要流程:手术方式、术前注意事项、术后注意事项等,包括潜在的获益和风险,以及移植后长期抗排斥药物的服用,按时到院随访等。

## 二、伦理研讨

### (一)伦理分析

器官移植是遵循人道主义和功利主义原则,并使二者有机结合,达到辩证统一。虽然科学研究与医疗事业是互相促进的,但临床器官移植医师应把恢复患者的健康视为首要目的。严格遵守医学标准,审慎地选择受体。在等候移植器官人员名单中应选择与供体器官的配型相容性好,移植术后有良好的长期存活前景者。受体选择的参考项目主要包括有社会价值、在家庭的地位及作用、经济支付能力,做到医疗资源的公正分配。

关于活体供者,知情同意权是一种人权,是对患者自主权和自我决定权的尊重,在器官移植过程中,尊重并维护供者的知情同意权,更好地维护患者及供者的利益。供者来源为受者的血缘关系的家属,无血缘关系的配偶以及自愿无偿献出器官的健康者。在移植过程中,医师应遵循使供、受双方的利益都得到同等保护的原则。活体提供器官的一个最基本的伦理原则是不能危及供者的生命,摘取某些成对健康器官之一,或失去部分后并不影响原有的生理功能,对供者的健康没有威胁,也不会因此而致残。受者的得益与供者的损伤应有恰当的比例,得要大于失。活人捐献器官,一定要出于自愿,不可附加任何其他条件。向供者和受者双方或家属及法定代理人说明器官移植的程序,说明已知或可能发生的危险。在器官移植手术中,应遵守知情同意原则,保守受者和供者双方个人的秘密。从尸体上摘取器官和组织,最好有死者生前自愿捐献的书面或口头遗嘱,特殊情况下,也可采取推定同意原则。采用当前公认的科学测试方法确定供者的死亡。判定死亡应由两名以上医师进行,且医师与器官移植手术不发生直接关系。器官移植手术应由具备专业技术知识、经过专门训练、有临床执业资格的医师施行。严禁器官买卖或变相买卖,器官收集商业化是绝对不能接受的。

基于本案例存在的问题,供者、受者双方是否真正的知情同意;供者意愿表达是否绝对自主;虽然父母均已同意让其弟供肾;但是医务人员应让其父母征求其弟的意见,应尊重其自主权,如果其弟不同意供肾,其父母应放弃他们的想法,对患者改用透析等治疗措施。

### (二)伦理法规分析

器官捐献与移植涉及供体、受体,双方家属及社会等多个群体利益交叉及观念的碰撞,必须赋予严格的法律保障。

完善《中华人民共和国刑法》对于器官买卖处罚的条款,设置适当刑罚,对于器官移植的供体、受体,还有进行移植手术的医院都要处罚,由于供体一般处于弱势群体,因此以批评教育为主。

根据中国人大网,《中华人民共和国刑法修正案(八)》是由中华人民共和国第十一届全国人民代表大会常务委员会第十九次会议于 2011 年 2 月 25 日通过,自 2011 年 5 月 1 日起施行。

其中第三十七条:在刑法第二百三十四条后增加一条,作为第二百三十四条之一,"组织他人出卖人体器官的,处五年以下有期徒刑,并处罚金;情节严重的,处五年以上有期徒刑,并处罚金或者没收财产。"

"未经本人同意摘取其器官,或者摘取不满十八周岁的人的器官,或者强迫、欺骗他人捐献器官的,依照本法第二百三十四条、第二百三十二条的规定定罪处罚。"

"违背本人生前意愿摘取其尸体器官,或者本人生前未表示同意,违反国家规定,违背其近家属意愿摘取其尸体器官的,依照本法第三百零二条的规定定罪处罚。"

### (三)社会学分析

器官移植面临一个明显的问题就是违背严防商业化和技术滥用的原则。器官买卖市场涉及金钱等利益的交易,甚至是赤裸裸的买卖,活体器官或逝世者器官作为商品进行买卖,违背人伦道德。

我国正规的器官移植渠道有两类:一类为家属间的活体捐献,需要通过医院的伦理委员会审批;另一类为死者的器官捐献,需要录入器官捐献系统,审批后进行手术。检察官认为,器官交易过程中患者之所以通过非法渠道购买肾源,是由于不能及时获取正规来源的肾源,故此应当完善捐献管理制度。医师在没有见到任何捐献手续的情况下就进行了器官移植手术,对于不明来源的肾源未经必要的审核,因此从医院环节上应进行严格规范。器官移植供体来源是一个世界性的难题,尽管各国法律对器官移植有着不尽相同的限制及规定,器官非法买卖市场依然兴盛不衰,随之而来的器官移植网站和中介全然不顾法律、法规,恣意宣传,明码标价,在社会上造成了巨大的负面影响,打击非法器官移植需要政府出台强有力的执法措施进行根治。

### 三、结语

肾移植作为终末期肾病的主要治疗手段,应该严格把控适应证和禁忌证,遵循法律、法规,遵循供者和受者绝对知情同意,遵循受者的得益与供者的损伤应有恰当的比例,得要大于失,特别是选择肾源时一定要遏止器官买卖现象。

（张　毅　陈新峰）

## 案例5　非法获取人体器官案

### 一、案例概述

#### (一)案例描述

2018年2月,安徽省蚌埠市怀远县患者李某外伤昏迷后,送至安徽省蚌埠市怀远县人民医院重症医学科救治。救治期间,杨某某(原怀远县人民医院重症医学科主任,判处有期徒刑2年2个月)在征得部分家属同意后,通过电话、微信等手段将患者基本信息、病情及家属有捐献器官意愿等情况跨区域转介给黄某某(时任南京鼓楼医院器官获取组织主任,判处有期徒刑2年4个月)。黄某某安排王某某(原淮北矿工总医院集团芦岭分院医师,判处有期徒刑2年)与陆某某(原江苏省人民医院肝胆外科主任医师,判处有期徒刑1年)到怀远县人民医院获取器官。2018年2月,陆某某和王某某在未征得全部法定关系人同意(李某丈夫、女儿同意,儿子未签署器官捐献知情同意书)且无红十字会协调员见证的情况下,实施尸体器官摘取手术。同时,违规使用人体器官分配与共享计算机系统(以下简称COTRS)账户分配器官。

#### (二)医学分析

潜在的器官捐献者,必须对其器官功能进行医学评估。根据《尸体器官捐献供体及器官评估和维护规范(2019版)》,供体评估和维护、器官功能评估与选择、器官功能维护、器官保存和运输是尸体器官捐献(deceased donation,DD)过程中的主要内容,决定了临床器官移植疗效与安全。供体评估的目的包括:①明确DD类型及其合理的捐献流程;②收集供体所有的医疗信息,以利供体和器官功能的维护;③评估可捐献器官种类及其数量;④排除捐献禁忌证,避免供体来源性疾病的发生,保障器官移植的安全。本案披露的信息显示潜在的器官捐献者诊断为"重型颅脑损伤",已诊断"脑死亡"，并且医学指标符合捐献要求，即其获取的器官能够用于器官衰竭患者。尽管潜在的器官捐献者已经"脑死亡"，但是成为真正的捐献者并非仅仅有医学评估，我国公民逝世后的器官捐献必须征得全部法定关系人同意且在红十字会协调员见证的情况下方可进行。此外，还需要遵循严格的获取和分配流程。

## 二、伦理研讨

### （一）伦理法规分析

我国器官移植捐献与移植是按照《人体器官移植条例》《国家卫生健康委关于印发人体捐献器官获取与分配管理规定的通知》（国卫医发〔2019〕2 号）、《国家卫生健康委办公厅关于印发人体器官移植技术临床应用管理规范》（国卫办医发〔2020〕705 号）、《人体器官捐献登记管理办法》（中红字〔2021〕1 号）等法规文件要求下进行，是不可逾越的法律红线。根据法律、法规要求，我国公民逝世后的器官捐献必须征得全部法定关系人同意并签署器官捐献知情同意书且在红十字会协调员见证的情况下方可进行。

### （二）案例处理分析

案例中的器官捐献相关人员未征得全部法定关系人同意（李某丈夫、女儿同意，儿子未签署器官捐献知情同意书）且无红十字会协调员见证的情况下，实施尸体器官摘取手术，违反了《人体器官移植条例》第八条"公民生前未表示不同意捐献其人体器官的，该公民死亡后，其配偶、成年子女、父母可以以书面形式共同表示同意捐献该公民人体器官的意愿。"《国家卫生健康委关于印发人体捐献器官获取与分配管理规定的通知》第七条（三）"捐献者死亡后，依据捐献者生前意愿或其配偶、成年子女、父母共同书面意愿获取相应捐献器官"和违反《人体器官捐献登记管理办法》第三条"自然人生前未表示不同意捐献的，该自然人死亡后，其配偶、成年子女、父母可以共同决定捐献，决定捐献应当采用书面形式"及第十八条"协调员现场见证捐献者家属和人体器官获取组织负责人在人体器官捐献家属确认登记表上签字，协调员审核相关信息准确无误后签字确认"，触碰了法律红线。

2020 年 5 月，怀远县人民检察院向法院提起公诉，指控被告人黄某某、王某某、杨某某、黄某某、欧某、陆某犯侮辱尸体罪。6 月 11 日，怀远县法院开庭审理此案。判决书显示：经审理查明，2017 年至 2018 年间，被告人黄某某、王某某、杨某某、黄某某、欧某、陆某违反《人体器官移植条例》等规定，在人体器官捐献过程中没有红十字会人员在场监督、见证；未经批准进行跨地区人体器官捐献，且在没有配偶、成年子女、父母共同签字确认的情况下，违背死者生前意愿或其近家属意愿，在怀远县实施了摘取尸体器官手术共 11 例。怀远县法院认为，黄某某、王某某、杨某某、黄某某、陆某作为医务人员，对人体器官捐献的规定是明知的，但在本案中未履行国家规定的诸多必备程序，非法、擅自摘取死者器官，其行为具有社会危害性；6 名被告人的行为破坏尸体的原本形态，其行为均已构成故意毁坏尸体罪。2020 年 7 月 8 日，怀远县法院作出一审判决，认定 6 名被告人犯故意毁坏尸体罪。黄某某被处有期徒刑 2 年 4 个月，王某某、杨某某、黄某某、欧某、陆某分别被判刑 2 年、2 年 2 个月、10 个月、1 年 1 个月、1 年。

### （三）社会学分析

人体器官捐献遵循"自愿、无偿"的原则，同时涉及社会、法律、伦理、人权等社会生活多个方面，政治敏锐性强、国际影响大，关系人民群众健康和生命安全，关系社会公平、公正，关系党和国家形象，所以我们更应该携手推动人体器官捐献与移植事业健康、可持续发展。任何损害这项事业的事情，均将对我国器官捐献与移植事业造成负面影响，影响广大人民群众对器官捐献与移植事业的信任。

## 三、结语

人体器官捐献是人间大爱,使在绝望中等待的人们看到了希望,让生命突破了生与死的藩篱,我们鼓励公民逝世后人体器官捐献,坚决打击在公民逝世后器官捐献过程中的不法行为,促进人体器官捐献与移植事业健康有序发展。

(丰贵文)

## 案例 6  重症肺炎出现并发症沟通不良

### 一、案例概述

#### (一)案例描述

患者王某,女,68 岁,退休,因发热 2 周,咳嗽、咳痰 10 d,呼吸困难 1 d 入住医院急诊科,伴乏力、头痛。查体:体温 38.5 ℃,呼吸 29 次/min,心率 124 次/min,血压 92/48 mmHg,既往有糖尿病病史 3 年,神志清,呼吸急促,口唇略有发绀,双肺呼吸音粗,双肺可闻及湿啰音,心律齐。急诊查胸部 CT 提示双肺浸润影,考虑感染,左下叶肺大疱。查血常规:白细胞 $3.5×10^9$/L,中性粒细胞百分比 72%,淋巴细胞百分比 22%。血气分析提示 pH 7.49,$PaCO_2$ 33 mmHg,$PaO_2$ 52 mmHg,$HCO_3^-$ 26.8 mmol/L,$SpO_2$ 86%。患者诊断为重症肺炎,病毒性肺炎? Ⅰ型呼吸衰竭。入院后吸氧 5 L/min,$SpO_2$ 88%,改用无创通气,但病情仍进行性加重,出现重度急性呼吸窘迫综合征(ARDS),患者烦躁不安,咳痰无力,医师与家属沟通病情,患者病情危重,重症肺炎,ARDS,需气管插管有创呼吸机通气,告知病情及插管中的风险。家属同意后给予气管插管有创呼吸机辅助通气,呼吸机模式为 SIMV+PS 模式,Vt 360 mL,$FiO_2$ 80%,RR 16 次/min,PEEP 12 $cmH_2O$,吸呼比 1∶2,$SpO_2$ 89%,并抗感染、抗病毒、营养支持、补液、镇静等治疗,经以上方案治疗 4 d,患者病情趋于稳定,但 4 d 后早晨患者突然出现呼吸困难,烦躁、面色发绀,经诊治后患者出现气胸,再次与患者家属沟通病情并签署知情同意后,给予胸腔闭式引流术,并依据病情调整治疗。患者因肺部基础情况差,合并有 Ⅰ 型呼吸衰竭,呼吸机辅助呼吸,出现机械通气相关气胸,患者家属虽然积极配合治疗,但患者病情加重,出现气胸,家属表示不能接受。医师反复沟通病情,并将知情同意书拿出,患者家属仍不能理解,认为医师是推卸责任,并坚称在病情沟通时未提到有肺破裂的情况发生。医师解释道在病情交流时提到了气胸出现可能及风险。但患者家属对于病情加重不理解、不接受,同时认为病情交代不到位,虽然告知病危,但医师有推脱责任的意思,遂投诉到医务科。

#### (二)医学分析

1. 气胸的发生主要与肺部情况及气道峰压有关,老年患者肺部有不同程度的退行性变化或者功能不全,在有创机械通气时不能承受常规潮气量或正压通气造成的肺泡内压力过高,肺泡壁发生破裂,出现气胸。

2.呼吸机相关肺损伤,目前认为正压通气导致肺泡反复开闭的应力变化,肺泡和毛细血管受反复牵拉导致的炎症因子释放而引起的生物伤,是在肺损伤基础上对机体的二次打击。为了减少呼吸机相关肺损伤,主张保护性肺通气策略。

3.肺部基础疾病严重,容易掩盖气胸表现,在原疾病的基础上,如突然出现呼吸急促、呼吸困难,自主呼吸与有创通气呼吸机对抗,查体发现患侧呼吸音减低或消失,需要考虑气胸的可能。

4.该患者高龄,重症肺炎,Ⅰ型呼吸衰竭,基础肺功能不佳,氧合功能差,给予气管插管、有创呼吸机维持通气功能,虽然对患者实施保护性肺通气策略,但在治疗中出现气胸,是基础病情进行性加重,和(或)在机械通气中因肺功能不佳合并气道峰压增高等原因。

## 二、伦理研讨

### (一)伦理法规分析

本案例的处理很及时,不存在医疗差错。在上述案例中,患者先后序贯使用无创、有创呼吸机维持通气,在机械通气的过程中出现气胸,病情加重,这是个医学事实,也是医学问题。在事实面前,出现气胸属于医疗相关的损伤是并发症,既往没有气胸,在治疗过程中出现的,并非医疗事故。在使用呼吸机时医师向家属作了相应的沟通,但是双方发生了医疗纠纷,这属伦理问题。医务科在进行调查和调解时,发现可能是使用呼吸机引起的,但为了维持生命,呼吸机必需使用。而重症肺炎本身也可引起气胸等并发症,但在知情同意方面,沟通时有家属签字,但因为医患双方的信息不对称,存在医师交代病情过于专业,患者家属未理解,沟通不畅的情况,导致后期出现患者家属对于病情加重不理解的事实。根据以上情况,医务科既没有认定为医疗事故,又没有简单地视为并发症,对双方进行调解,维护了医患双方的利益,这种处理也属于医学伦理的范畴。

### (二)伦理法规分析

医疗伤害带有一定的必然性。伦理中的不伤害原则在于对患者高度负责、保护患者的健康和生命,以患者为中心。我们在临床诊治过程中尽量不使患者受到不应的伤害,不伤害原则不是绝对的,因为很多检查和治疗即使符合适应证,也会给患者带来生理上的伤害,比如静脉输液时的扎针。

知情同意非常的重要,是对医患双方的约束;相互尊重、理解和信任;有利于建立合作的医患关系;知情同意是医患双方相互了解的过程;加强医患双方的沟通,是处理医疗纠纷的前提条件。

知情同意应避免信息不对称,医师对于有可能出现的不良反应或无法满足患者愿望的诊疗措施,应预先告知患者或家属。知情同意不可采用简单僵硬的方式。由此导致患者不能完全理解或误解医师的告知内容。

医师对疾病中出现的风险告知,不是为了推卸责任,并将所有风险都由患者或家属承担。病情介绍和治疗方法介绍的简单或使用医学术语,会让患者及家属产生心理压力,产生不知所云、内心抗拒的心理状态,不利于达到知情同意的目的。告知的医师应尽量采用"口语化",变为患者容易理解和接受的语言,易于消除患者及家属的疑虑,使其积极配合治疗。

### (三)伦理情理讨论

在治疗中不可避免会出现各类的并发症,患者病情重,并发症的发生概率高,如机械通气时出现气胸,出现并发症可以理解,但医务人员应事先与家属做好沟通。患者病情危重,各种情况均可能发生,沟通时尽量用患者容易理解和接受的语言和方式进行,避免让患者以为是推卸责任,面对复杂的医疗情况,医务人员积极抢救,始终如一的履行医师的责任和义务,将各类伤害降到最低。

### (四)社会学分析

和谐医患关系需要医师和患者双方共同努力。本案例中患者病情危重,容易出现并发症,在治疗中医师应重视其中的每个环节,密切监测患者的病情变化,发现问题,及时处理、及时沟通。同时医师在诊治中,尽量减轻患者痛苦,以伦理学中的不伤害原则为前提,杜绝出现责任伤害,恪尽职守,不断探索,精益求精,防范意外伤害,避免给患者造成新的身体和经济上的损失。沟通时尽量口语化、形象化,让患者及家属能够理解其所陈述的问题。患者及家属也要理解医疗的高风险和探索性,对医疗工作多些包容,积极配合治疗。医患双方相互信任,相互配合,构建和谐关系。

## 三、结语

医疗的高风险性,有很多不确定性,医师在治疗中尽职、尽责做好自己的工作,减轻患者痛苦,以患者为中心,在风险、治疗、伤害和受益方面,慎重考虑,选择最佳方案,实施最大的努力,同时也要遵从事物的发展规律。

医患双方在治疗中做好沟通。特别是事前的沟通,因医患双方信息不对称,所以做好详细以及容易理解的方式解释,患者或家属对疾病了解的多了,减轻心理压力,积极配合治疗,从而减少医疗纠纷的发生。

(李静静)

# 第三章　临床抉择中的伦理和临床诊断思维原则

## 案例 7　近亲婚配的遗传危害和伦理问题

### 一、案例概述

#### (一)案例描述

孕妇李某,38 岁,孕 3 产 2,现孕 24 周,当地四维彩超提示胎儿颈后皮肤增厚、鼻骨缺如、双肾畸形、胸腹腔积液、心包积液等多发畸形,因此来产前诊断中心就诊。接诊过程中孕妇自诉前两胎未见异常,于 2018 年 10 月 28 日进行羊膜腔穿刺术,抽取羊水进行染色体核型分析+染色体微阵列分析(SNP),结果提示胎儿多条染色体多片段单亲二倍体,提示胎儿父母为近亲。孕妇取报告后再次到门诊咨询,接诊医师详细询问病史发现,该孕妇 2 年前与前夫离婚,与前夫共育有 1 儿 1 女,均体健。2 年前因发现前夫有第三者后两人离婚,后经亲戚介绍与表偶单身的姑姑家亲表哥同居并共同生活,未办理结婚手续,也没有进行婚前检查,5 个月前发现怀孕。怀孕后也未告知产检医师自己的真实情况,直至四维超声发现异常才进行遗传咨询。

#### (二)医学分析

近亲是指三代或三代以内有共同的血缘关系。如果三代以内的男女双方结婚,称为近亲婚配。正常情况下每个表型正常的人均携带 2~3 种致病的常染色体隐性疾病的基因变异,由于近亲婚配的夫妻从共同祖先处获得同一致病突变的概率较高,因此,同时为同种致病基因变异携带者的概率远远高于随机婚配夫妻,其后代具有更高的常染色体隐性遗传病发生风险,同时也会增加多基因遗传病的发生风险。研究表明,近亲婚配的后代发生先天畸形和其他后天显现疾病如精神发育迟滞等功能缺陷的概率更大,可能是正常一般人群的 2 倍甚至更高。该案例中该孕妇与表哥近亲婚配,在孕前及产检过程中故意隐瞒近亲婚配史,以致于未得到科学合理的医学建议和干预措施,导致在孕中期才检出胎儿多发畸形,最终不得已终止妊娠,给孕妇身心造成严重的创伤。

### 二、伦理研讨

#### (一)案例处理分析

近亲婚配的现象,在历史记载和过去的文学作品中常有出现。近亲婚配的成因多为传统思想的影响,如"亲上加亲"思想、"换亲""转亲"等现象、婚前检查未普及等,同时还有民族习俗的影响,中国是多民族国家,不同民族拥有不同的风俗习惯,民族之间的近亲结婚率也有较大差别。近亲婚配率较高的有四川布拖县的彝族和甘肃积石山县保安族,近亲婚配率高达 14.6% 和 10.9%;而在海南岛苗族中这个数字是 0.9%,低于同时期汉族的近亲婚配率 1.4%。其原因较为复杂,部分民族习俗反对跨民族婚姻,只允许在本族人中通婚,而族内人口较少,造成高比例近亲婚配的局面;相反,也有部分民族习俗中明确反对近亲婚配,例如,苗族人认为,近亲婚配是一种“犯罪”行为。为了防止近亲婚配的危害,中国大力宣传优生、优育相关知识,严格贯彻落实禁止近亲婚配相关法律,同时积极开展婚前检查等项目以降低出生缺陷,提高人口素质。目前,中国的近亲婚配率较 1949 年前有所下降,但仍有改善空间。在一些少数民族或者偏远山区依然存在近亲婚配情况。该案例中夫妇为表兄妹,由于二人都是单身,家里亲戚有传统“亲上加亲”错误思想的影响,最终酿成近亲婚配,违反了我国《中华人民共和国民法典》规定。同时该夫妇在孕前及产检过程中故意隐瞒婚姻史,未履行婚前检查、孕期保健服务的义务,最终导致在孕 5 个月后发现胎儿多发畸形,不得已终止妊娠,对身心造成重创。近年来随着医学水平的提高,对于近亲的夫妻从医学角度来讲,通过孕前筛查或者胚胎植入前诊断完全可以做到优生优育,避免先天畸形和出生缺陷患儿的出生。该案例中夫妇由于缺乏遗传学知识,未能在孕前及孕早期到遗传科专家门诊咨询,从而错失得到科学合理的遗传建议及干预措施,最终酿成大错。该案例也暴露民政部门及产检机构存在一定的弊端,如民政部门存在法律未被严格执行的情况;医疗机构未按照《中华人民共和国母婴保健法》第七条、第十四条对该夫妇严格审核相应的孕产检材料,提供婚前及孕期保健服务。

### (二)伦理法规分析

近亲婚配具有一定的遗传危害和伦理问题,保障公民权利,同时维护子代健康需要多个行政部门的努力和付出。我国也制订了很多的法律、法规和政策文件,如《中华人民共和国宪法》(2018 修正)规定了婚姻、家庭受保护与婚姻自由的原则,禁止破坏婚姻自由;《中华人民共和国民法典》(2020)规定了中国公民结婚应当男女双方完全自愿,禁止任何一方对另一方加以强迫,禁止任何组织或者个人加以干涉。直系血亲或者三代以内的旁系血亲禁止结婚;《妇女权益保障法》(2018 修正)禁止干涉妇女的结婚、离婚自由;《未成年人保护法》(2020 修订)未成年人的父母或者其他监护人不得允许、迫使未成年人结婚或者为未成年人订立婚约。原《婚姻法》明确规定禁止近亲婚配,禁止结婚的近家属包括直系血亲或三代以内的旁系血亲。但是仍存在一些不足造成近亲婚配在当今时代仍有发生,如偏远地区由于交通不便,并未在民政局进行婚姻登记,常常形成难以被法律约束的事实婚姻,因此,存在法律未被严格执行的情况。同时,仍有部分地区民众对中国法律规定的禁止近亲婚姻相关内容并不了解,《中华人民共和国民法典》内容普及和实施的任务仍然艰巨等。

### (三)伦理情理讨论

近亲婚配还涉及一些伦理问题,易引起家属身份混乱,重则违背人伦,破坏家庭伦理道德。另外,近亲婚姻中“换亲”行为,违背了妇女的婚姻意愿,破坏了婚姻自由,侵害了妇女的合法权益。违背个人意愿形成的近亲婚配,婚后容易发生感情不和、离婚、情杀等恶劣社会事件。

### (四)社会学分析

近亲婚配由于存在婚后感情不和、自杀或者情杀等不良事件发生概率明显增加,给社会带来不稳定因素;近亲婚配增加子代常染色体隐性遗传病患病风险,造成社会上先天畸形或缺陷儿出生,给社会带来严重的经济负担,对于家庭来讲,可能是致命性的打击和沉重的经济压力。近亲婚配依然需要多个行政部门加强监管,改变传统思想,提高社会普及率。

### 三、结语

近亲婚配在当今时代虽然有所下降,但在个别地区依然常见,近亲婚配带来的遗传危害和伦理问题需要引起行政部门和社会、家庭的共同关注,在保障公民权利的同时,更需要维护子代健康。

(孔祥东 焦智慧 陈志敏)

## 案例 8　家族遗传性单基因病产前诊断

### 一、案例概述

#### (一)案例描述

李某,38 岁,晚婚晚孕,系第 1 胎,现孕 20 周,孕妇本人彩超发现左肾有 2 个囊肿,右肾 3 个囊肿,肾功能正常,肝未见多发囊肿。自诉其父亲在 43 岁时因血尿就医,发现双侧肾脏为多囊肾,多囊肝,临床诊断为常染色体显性遗传多囊肾病,现 59 岁,出现肾功能不全表现。该孕妇认为自己可能也是多囊肾患者,担心胎儿日后发病来遗传门诊咨询。接诊医师根据其多囊肾阳性家族史与咨询者彩超结果,临床诊断咨询者为常染色体显性遗传多囊肾病患者,无论胎儿为哪种性别,其发病风险均高达 50%。咨询过程中接诊医师从遗传、临床表现、疾病自然病程、治疗预后等方面与咨询者进行沟通与讨论,咨询者表示无法接受该风险。于是接诊医师建议咨询者进行 PKD1 和 PKD2 基因的突变检测以明确遗传学病因,并向咨询者告知基因检测的作用、目的及检查的局限性。咨询者在充分知情的情况下进行了上述基因测序,结果发现咨询者及父亲同时携带 PKD1 基因 c.5722C>T 无义变异,该变异可以导致 PKD1 蛋白缩短,进而影响其功能;家系其他正常家庭成员并未携带此变异,在该家系中存在明显的基因型与表型分离情况;同时查阅相应的数据库及文献发现数据库中已收录该位点可导致常染色体显性遗传多囊肾病的案例,因此可以认定 PKD1 基因 c.5722C>T 无义变异是该家系常染色体显性遗传多囊肾病的遗传学病因,咨询者本人也是常染色体显性遗传多囊肾病患者,目前疾病病程还没有到发病年龄。胎儿有 50% 可能与孕妇一样为常染色体显性遗传多囊肾病患者,产前诊断是避免患儿出生的有效手段,由于该病是成年期发病且不影响智力,尽管没有根治的方法,但可以通过早期诊断、控制并发症与延缓疾病发展延长生存期,因此,进行产前诊断与否取决于咨询者对疾病的认识,以及对疾病所带来的社会、医疗及心理等方面影响的接受程度。最终咨询者与家属商量后决定放弃干预,继续妊娠。

#### (二)医学分析

该案例中咨询者患有家族遗传性常染色体显性遗传多囊肾病,经接诊医师询问家族史、先证者发病情况及咨询者的辅助检查等结果,做出了正确的临床诊断,同时也给咨询者将疾病的遗传学病因、自然病程、治疗预后等做了详细的沟通,咨询者无法接受胎儿也为患者的风险。于是接诊医师建议其进行家族多囊肾的遗传学检测,最终证实 PKD1 基因 c.5722C>T 无义变异是该家系常染色体显性遗传多囊肾病的遗传学病因。明确遗传学病因后,可以通过介入性产前诊断的方法如绒毛活检术或者羊膜腔穿刺术获取胎儿样本,提取 DNA 后,进行 PKD1 基因测序分析即可知道胎儿是不是多囊肾患者。遵循遗传咨询过程中知情同意与非指令性原则,以及医学伦理学要求的知情、自愿、尊重等原则,我们告知孕妇介入性产前诊断存在胎儿流产、感染、胎膜早破等风险,这些风险可能导致胎儿丢失;由于该病是成年期以后发病且智力正常,若产前基因诊断胎儿为患者,咨询者及家属应慎重考虑胎儿是否保留等后续问题;另外基因检测可以帮助家庭早期诊断,为延缓疾病进展做到提前干预,将伤害降到最低,但同时也为无法根治的基因病家庭带来心理负担。

在咨询过程中,随着咨询者对疾病认识的深入,不仅会考虑疾病对家庭与医疗的影响,还会进一步结合自身情况如家庭因素、对疾病容忍程度、经济等多种因素衡量各种检查与干预的风险与得失,并做出最适合自己的决定。该案例中咨询者经过充分的知情、遗传咨询后决定放弃干预,原因有:孕妇年龄较大,本身是晚婚晚育,生育后代是当务之急,若引产后不孕将失去做妈妈的权利,可能影响家庭及婚姻关系,同时介入性产前诊断存在流产风险,一旦发生流产,无法承担相应后果。最重要的是该病是成年期发病,不影响智力,出生后早期干预和治疗可以延缓病情进展,站在常人对生命质量看法的立场上,有遗传病或严重畸形的胎儿的出生必然会给家庭、社会带来严重负担,应该选择终止妊娠。但是,任何生命都是平等而伟大的,即使是弱智、残疾、有先天缺陷的人,他们的父母也可能认为即使是生下一个有病的孩子也不应该结束一条生命。因此该案例咨询者最终决定放弃干预,继续妊娠。作为接诊医师,我们应该充分尊重咨询者,作为医学工作者,面对的是生命,而不是没有生命的普通产品。生命是有自主权的,如果违背了父母选择的权利,尽管对家庭、社会都有利,但仍是有悖伦理的。

## 二、伦理研讨

### (一)伦理法规分析

对此案例,医务人员已按《中华人民共和国母婴保健法》的规定第十六条、《中华人民共和国母婴保健法实施办法》第十七条之规定为孕产妇提供保健服务,同时对患有严重遗传性疾病的,提出相应的医学意见。按照《中华人民共和国母婴保健法实施办法》第四条"公民享有母婴保健的知情选择权。国家保障公民获得适宜的母婴保健服务的权利。"在咨询过程中做到了知情及自主选择。按《产前诊断技术管理办法》第十八条规定进行处置,该条规定:"既往生育过严重遗传性疾病或者严重缺陷患儿的,再次妊娠前,夫妻双方应当到医疗保健机构进行遗传咨询。医务人员应当对当事人介绍有关知识,给予咨询和指导。"

近年来随着高通量测序技术在产前诊断中的快速应用及普及,普通大众对遗传学知识的进一步了解,优生、优育的意识越来越强,更多的遗传性疾病得到了明确诊断。对于遗传病家庭来讲,生育健康后代,避免不良基因已经成为很多单基因病家庭的美好期盼。随着产前诊断技术的快速发展,介入性产前诊断通过绒毛活检术、羊膜腔穿刺术获取胎儿样本,提取DNA,进行家系风险基因的产前诊断在很多产前诊断机构可以顺利进行,也为单基因病家庭生育健康后代提供有力的技术保障。但随之而来的一些伦理问题需要引起医务工作者及行政部门的重视,按照《中华人民共和国母婴保健法》《中华人民共和国母婴保健实施办法》及《产前诊断管理办法》这些母婴保健法律、法规的相关规定,关于单基因遗传性疾病的产前诊断情形定义比较模糊,文件中仅是规定严重遗传性疾病,到底严重程度判定标准是什么,哪些是严重的遗传病,并没有相应的文件或法律进行界定,因此对于医务工作者来讲,关于产前诊断指征的把握存在一定难度。譬如该案例中咨询者有家族遗传性多囊肾病,该病发病隐匿,多在40~50岁开始发病,一旦家庭中先证者出现临床症状时,几乎都已经完成生育任务,且呈常染色体显性遗传,后代发病风险比较高,因此容易出现家族聚集现象,由于该病是一种慢性疾病,早期需要药物治疗、定期复查,先不说这些治疗的费用有多少,到了疾病末期,都会出现肾功能衰竭的现象,需要定期透析治疗,综合先证者几十年的治疗,给家庭会带来严重的经济负担,再加之该病容易出现家族聚集现象,如果一个家庭出现多名需要透析治疗的慢性肾病患者,经济压力可想而知。

从优生遗传及社会学因素来讲,单基因病家庭的胎儿均需要进行产前诊断,一旦发现应该及时终止妊娠,提高出生人口素质,但从伦理学角度来讲,无论任何生命都是平等而伟大的,即使是弱智、残疾、有先天缺陷的人,依然有生命权及出生权。胎儿在宫内尽管没有自主选择权,但是胎儿的父母具有选择权。作为医务工作者,我们应该在充分告知咨询者胎儿可能出现的风险、病程、转归及治疗预后等情况下,由咨询者结合自身情况,比如经济、家庭等多因素综合决定胎儿是否继续妊娠,做到遵守遗传咨询的知情与非指令原则以及伦理学中尊重自主权、有利、无伤害、公平等原则。

**(二)社会学分析**

我国是人口大国,也是出生缺陷高发国家,据 2012 年原卫生部的《中国出生缺陷防治报告(2012)》,我们发现我国每年新增出生缺陷数 90 万例,出生缺陷率 5.6%,出生时已经有临床明显可见畸形的出生缺陷约 25 万例,在这些出生缺陷中,80% 为遗传因素所致,其中单基因遗传病占比最高,种类最多,高达 8 000 种,且每年以 10~50 种的速度递增,单基因遗传病已经对人类健康构成威胁,大多数单基因遗传病会致畸或致残,且缺乏有针对性的治疗手段及治疗药物(仅 5% 左右),治疗费用昂贵,通常只能采取对症治疗或康复治疗,给社会、家庭带来沉重的经济负担,因此,开展婚前、孕前单基因病携带者筛查是避免出生缺陷的第一道重要防线。由于医学遗传学知识宣传科普还存在不足,普通大众对遗传病筛查存在一定的误解,导致孕前及婚前筛查在临床推广过程中存在很大难度,只有一些生育过遗传病患者的家庭和家属愿意选择筛查,整体社会人群筛查率极低。大多数遗传病家庭是生育过患者以后,再次受孕选择产前诊断或胚胎植入前诊断生育健康后代。但在产前诊断或胚胎植入前诊断过程中难免会涉及一些伦理学问题,比如可治疗性疾病是否进行产前诊断、患胎是否终止妊娠及患胚是否植入等。我们常见的苯丙酮尿症是一种因苯丙氨酸羟化酶缺乏导致血苯丙氨酸升高进而引起智力障碍、抽搐、毛发改变的遗传代谢病。一般是夫妻双方同时携带 *PAH* 基因,尽管这个病是遗传性疾病,但如果能早期发现、早期诊断,尽早通过饮食干预可以达到治疗的目的。对于这些可通过饮食干预就达到治愈的疾病是否需要进行产前诊断干预呢,产前诊断后胎儿是否保留及患胚是否植入等都会涉及社会、伦理等相关的问题,而目前国内对于单基因遗传病的产前诊断并未做出详细的规定和界定。因此,在产前诊断过程中存在一些产前诊断把握不当的情形,这也需要行政部门尽快完善我国相应的母婴保健法律、法规,以使医务工作者的执业行为更加规范和获得监管。

## 三、结语

单基因遗传病因种类多,在出生缺陷群体中占比较高,多数单基因遗传病会致畸或致残,且缺乏有针对性的治疗手段及治疗药物(仅 5% 左右),治疗费用昂贵,通常只能采取对症治疗或康复治疗,给社会、家庭带来沉重的经济负担。因此,单基因遗传病出生缺陷的三级预防需要加强宣传和落实,对于已经生育单基因病家庭来讲,产前基因诊断是避免出生缺陷的重要屏障,但是在产前诊断过程中的伦理学问题也应引起相应行政部门的重视,尽早完善产前单基因病基因诊断的法律监管问题。

(孔祥东　焦智慧　陈志敏)

案例9    关于晚期肿瘤患者临终抢救

## 一、案例概述

### (一)案例描述

患者吕某,女,59岁,既往有高血压、糖尿病病史,退休教师。2021年6月4日因中上腹疼痛,后背部放射性疼痛入院,行CT发现胰腺占位伴腹腔多发淋巴结转移,双肺多发转移性结节。行胰腺占位穿刺术后病理示胰腺癌。经多学科会诊后考虑患者已失去手术机会,结合患者疼痛症状,建议行化疗,同时辅以对症支持治疗,患者及家属表示同意并愿意积极配合治疗。2021年6月15日行白蛋白紫杉醇联合铂类化疗2周期后复查,病情进展。患者身体每况愈下,亲自向主管医师表达以下意愿:如果我的病情已经到了无可救药的地步,我不希望做任何没有意义的抢救,希望自己能体面地面对死亡。患者将处理自己临终病情的意愿立成字据,并按下手印,亲自交给主管医师。2021年8月31日,患者突然出现呼吸急促,血氧饱和度急速下降,高热39℃,急行相关检查,发现已出现血液系统感染、肝衰竭、呼吸窘迫综合征、昏迷等多脏器功能衰竭。给予积极地相应支持治疗后未见好转。请相关科室会诊后认为患者已无继续救治的希望。医师原计划遵循患者主观意愿,不给予呼吸机、气管插管等抢救措施,只给予缓解疼痛、清理呼吸道等药物。但是患者家属在了解患者治疗已无太大希望的情况下,仍要求尽一切可能不惜一切代价抢救,延长患者生命。然而,此时患者已生命垂危,神志不清,面对家属的再三请求,医师选择尽力抢救,患者最终因抢救无效而死亡,患者家属因无意义的抢救治疗,也额外支付相关抢救费用15万元。甚至还有部分家属认为是医师抢救不尽职导致患者死亡而引发争执。

### (二)医学分析

2021年6月患者被确诊为胰腺癌晚期,肺部继发性恶性肿瘤,腹腔多发淋巴结继发恶性肿瘤。请外科、放疗科、肿瘤内科等多学科会诊后,考虑患者已发生远处转移,失去手术机会,建议行内科保守治疗。胰腺癌对放疗的敏感性较差。讨论结果认为可按照指南行一线标准治疗方案。但是仅进行了2周期化疗,患者即出现耐药、疾病进展的情况。考虑患者为耐药体质,对后续其他方案的化疗敏感性可能同样较差。2021年8月31日,患者突然出现呼吸急促,血氧饱和度急速下降,高热39℃,相关检查发现已出现血液系统感染、肝衰竭、呼吸窘迫综合征、昏迷等多脏器功能衰竭,给予积极地支持治疗后未见好转。请多学科会诊后,各科医疗专家一致认为继续救治的价值不大。患者既往有高血压、糖尿病病史,结合患者年龄大,且因长期消化系统肿瘤导致饮食、消化差,重度营养不良,患者恶病质状态,又继发出现败血症、多脏器功能衰竭,治疗效果欠佳。从医学角度评估,患者的治疗价值不大,继续不惜代价抢救只会更多地浪费公共医疗资源。根据患者的症状进行对症支持治疗,尽可能地减少患者痛苦是符合人道主义且是必须的。

### (三)病情处理沟通

患者在生命垂危的情况下家属出现不理解,认为不惜任何代价也要抢救患者,不愿意遵从患者先前的愿望和听从医师的建议。面对抢救生命垂危的患者,沟通是一个难题,此刻家属的情绪是最不稳定,最容易急躁的。无论医师如何沟通,都有可能出现纠纷,尤其是在急救中,医师忙着救人,根本没有时间耐心细致地解释清楚。

由此建议在整个治疗过程中注意全程对患者的病情进行足够有效沟通,争取让患者家属提早有心理准备,接受可能会面对患者死亡的事实。

1. 在患者初步诊断确定下来后,应及时告知患者家属患者目前已处于胰腺癌晚期,出现多发远处转移的情况,预后较差,依据晚期胰腺癌的平均生存期普遍较差,建议患者及家属积极配合治疗的同时做好面对死亡的心理准备。

2. 在确诊后行多学科会诊后,针对患者的现状、治疗手段及相关的疗效应向患者及家属进行全面地沟通,让患者及家属意识到目前接受治疗的利弊,可能的不良反应等。

3. 在患者已行 2 个周期化疗并出现疾病进展的情况下,医师应及时告知患者及家属根据目前治疗情况,患者可能面临的后续治疗风险及预后较差的可能性。

4. 当患者生命垂危、意识不清楚时,此时患者家属在前期已接受过多次与医师的沟通,并了解了患者随时可能面临的死亡风险,降低家属的预期。同时结合此次病情及多学科会诊结果,告知患者家属治疗选择的利弊关系,希望家属权衡,如果仍不愿意放弃治疗,可向家属展示患者当时立的字据,希望家属再三考虑尊重患者的意愿和权益。

5. 在患者签署相关临终放弃抢救的字据时,希望患者也能提前告知相关家属,并获得家属的同意和认可,如果有可能,建议家属也在立字证据上签署名字。

### (四)案例处理审议

2021 年 12 月 8 日郑州大学第一附属医院医学伦理委员会受理申请并进行了审议。郑州大学第一附属医院伦理委员会成员认为,患者在意识清醒的时候所立放弃临终抢救的字据具有法律效力,应该受到尊重;医师在救治过程中本着救死扶伤的精神已进行全力救治。审议最终决定,医师无法律上不准许的操作不当行为,但从伦理方面,当患者处于多器官功能障碍,生命无望的时候,医务人员为了避免与患者家属发生纠纷,屈从于家属的要求不惜一切代价抢救,这不符合生命质量、价值、公益论的伦理要求。

## 二、伦理研讨

### (一)伦理法规分析

患者在意识清醒时候的签字具有法律效力,应该受到尊重。家属缺乏医学知识,在医师已告知治疗无望的前提下仍希望不惜一切代价能够尽力抢救,延长患者的寿命,这种亲人死亡无法面对的心情,是可以理解的。但是如果处于其他动机,不惜浪费公费医疗,那便是缺乏社会责任感的表现。

生命垂危之时,患者不仅处于胰腺癌晚期,同时也因晚期胰腺癌引发多脏器功能衰竭。使用高技术抢救或者昂贵的药物治疗可能只是延长患者的痛苦,如果不治疗,可能会节省资源,同时缩短患者的痛苦,对患者本人或社会总体来说是有益的。这也是对患者尊严和自主性的尊重。医师可以向患者家属解释清楚,必要时可以向患者家属拿出患者的签字证据。

医师为缓解晚期患者痛苦给予对症支持治疗、缓解疼痛等姑息治疗是正确的。但是当患者处于多器官功能障碍,生命无望的时候,为了避免与患者家属发生纠纷,医务人员屈从于家属的要求不惜一切代价抢救,这不符合生命质量、价值、公益论的伦理要求。如果进行有限的抢救,既满足了家属不愿放弃抢救的愿望,也能节约部分卫生资源,不失为最佳选择。

### (二)案例处理分析

医学有四大伦理原则:自主原则、有利原则、不伤害原则、公平性原则。医师在处理的过程中违反了患者的自主原则和不伤害原则。

**1. 自主原则**　这一原则是指医患双方都要尊重对方的人格尊严,强调医务人员在诊疗、护理中,对患者人格尊严及其自主权的尊重,要求医务人员尊重患者及其家属的人格与尊严,尊重患者知情同意和选择权利,履行帮助、劝导、甚至限制患者作出不当选择的责任。该患者在意识清醒的情况下做出不做无谓抢救的立字依据,具有法律效力。医师不应该为避免与家属发生争执而在治疗无望的情况下违背患者意愿强行施救,最终治疗无效同时浪费大量医疗资源。

**2. 不伤害原则**　毫无疑问,这是医务工作者必须遵循的基本原则,在诊治、护理过程中,避免使患者的身心受到损伤,最坏的情况也不过是风险可控。医务人员要以人(患者)为本,坚决杜绝有意和责任伤害;防范无意但可知的伤害,把可控伤害降到最低程度;不滥用辅助检查、药物及实施手术。该医师在抢救中未做到以患者为本,诊疗过程中未尊重患者的权益,使患者身心受到损伤;抢救过程实施无意义的有创性操作,不尊重患者本人的尊严,未与患者家属做好充分沟通。

2022 年 6 月 23 日下午,深圳市第七届人大常委会第十次会议表决通过了《深圳经济特区医疗条例》修订稿。其中,第七十八条在"临终决定权"上做出了大胆突破,如果患者立了预嘱"不要做无谓抢救",医院要尊重其意愿,让患者平静走完最后时光。深圳市也成为全国第一个实现生前预嘱立法的地区。生前预嘱是指人们事先,也就是在意识清楚时签署的,说明在不可治愈的伤病末期或临终时要或不要哪种医疗护理的指示文件。生前预嘱写入地方法规,对于不堪忍受过度抢救之苦的临终患者是一大福音。患者进入生命的最后阶段,个人意愿既难以表达,更难得到尊重。尤其当各种导管插进患者身体后,患者说话交流的机会丧失,想表达想法几乎不可能,即使因过度抢救导致患者十分痛苦,也只能被动忍受,直到生命结束。有了生前预嘱之后则不同,临终抢救是否采取插管、心肺复苏等创伤性抢救措施,是否使用生命支持系统等,患者可事先做好安排。生前预嘱具有法律效力,不担心医师和家属会随意更改。近年来,有关方面在大力推广生前预嘱,通过立法,生前预嘱具有法律效力后,医师在法律的框架下做出选择,将不再顾虑重重。

### (三)社会学分析

传统的医学教育更关注救人,而现代医学则强调助人,要帮助患者。对于身处终末期的患者来说,经反复拯救后死去只会是折磨,没有意义,使患者有尊严地离开才是文明社会的体现,是医学观念进步的体现,目前社会上已经有越来越多的人达成这种共识。

临终关怀是近代医学领域中新兴的一门边缘性交叉学科,是社会的需求和人类文明发展的标志。就世界范围而言,它的出现只有二三十年的时间。临终关怀不追求猛烈的、可能给患者增添痛苦的或无意义的治疗,但要求医务人员以熟练的业务和良好的服务来控制患者的症状。由于临终关怀必然要涉及各种症状的姑息治疗,所以在肿瘤科领域它和姑息治疗往往是同义语。临终关怀的主要内容:对症处理、心理护理、美化环境、安抚家属。主要以照料为中心,维护人的尊严,提高临终生活质量,共同面对死亡。对于晚期肿瘤患者,由于控制肿瘤的治疗几乎无效或身体条件不允许使用放、化疗,尊重患者的自然发展,有选择的放弃治疗是符合伦理学要求的。在某些情况下,放弃某些治疗对晚期肿瘤患者的生存质量并不会造成伤害,但是采用某种方法造成患者迅速结束生命则应受到指责。临终关怀主张既不延缓也不加速死亡。如果不考虑无效治疗问题、不考虑患者是否获得最大利益,而顽固地用呼吸机、起搏器等维持患者生命,那将会给患者增加许多不必要的痛苦。尤其是对于肿瘤终末期伴有顽固性疼痛的患者,过于重视延长患者的生存时间,但不能有效控制疼痛和其他症状,无疑延长了患者痛苦的时间,此时延长患者的生存时间既不符合患者的愿望,也违背了医学伦理学的基本原则。我们应当重视疼痛和其他症状的治疗,尊重患者的自然生命过程,这样更符合伦理学的要求。

晚期肿瘤患者的临终关怀事业是一项高尚而艰巨的工作,它体现了人道主义精神,需要医务人员具有精湛的医术、高尚的医德、高度的责任感和同情心、良好的修养和素质。临终关怀要求从生理学角度,使患者处于舒适的状态;从心理学角度,使患者由死亡的恐惧中解脱出来;从社会学角度,指导患者理解自己生命的意义;从伦理学角度,使患者认识到生命价值和质量,保持生命的尊严。

## 三、结语

医疗机构及其医务人员,应尊重患者本人的自主选择权,帮助患者有尊严地离开。

(张 毅 王 丹)

## 案例 10 对恶性肿瘤相关多发脑梗死治疗的争议

### 一、案例概述

#### (一)案例描述

岳女士,39 岁,因"头痛、左侧肢体活动障碍,行头颅 MRI 检查提示右侧急性脑梗死"入住ICU,后患者出现吞咽困难,嗜睡,病情紧张,转至上级医院行进一步治疗。超声提示四肢静脉多发血栓,考虑"易栓症",给予抗凝、溶栓、改善循环、营养神经等治疗后神志稍好转,但肢体活动障碍未改善。3 d 后病情加重,再次出现嗜睡,CT 提示脑梗死面积增加。再次转入更上级医院治疗。转入上级医院后,完善相关检查、检验,肿瘤标志物结果提示:肿瘤相关抗原125 507.00 U/mL(↑),肿瘤相关抗原 19 - 98 508.00 U/mL(↑),肿瘤相关抗原 15 - 3 65.00 U/mL(↑),肿瘤相关抗原 72 - 425.10 U/mL(↑),非小细胞肺癌抗原 21 - 1 6.30 ng/mL(↑),神经元特异性烯醇化酶 40.80 ng/mL(↑);超声:腹膜后大血管旁淋巴结肿大,左侧头静脉及肘正中静脉血栓形成,腹腔未见明显积液,肝脏弥漫性回声改变(脂肪肝),脾脏低回声(脾梗死?),双肾实质回声不均(请结合其他影像学检查),双侧颈部淋巴结肿大,右侧腹股沟区淋巴结肿大,子宫实性结节(考虑肌瘤可能),双侧胸腔积液,三尖瓣轻度关闭不全,右侧腘静脉及胫后静脉血栓形成,左侧小腿肌间静脉血栓形成,下腔静脉及双侧髂总静脉、髂外静脉未见明显异常。

#### (二)医学分析

完善相关检查后,组织多学科会诊。请风湿科会诊,患者以"头痛伴左侧肢体活动障碍半月,加重 1 d"为代主诉入院,患者多发血栓,风湿全套、狼疮抗凝物均阴性,抗磷脂抗体阴性,血小板正常,暂不考虑"抗磷脂抗体综合征"。患者肿瘤标志物明显增高,请肿瘤科会诊,肺部多发结节,考虑转移性可能,肿瘤标志物升高尤其是 CA19-9 和 CA125 显著升高,建议胸+全腹部增强CT/PET-CT,重点排查肝、胆、胰及妇科肿瘤,建议穿刺活检腹腔或者浅表淋巴结明确诊断。血管外科会诊:核心为脑梗死,高凝状态,复查超声示:四肢血栓减少,但患者目前意识障碍,且肿瘤标志物升高明显,不排除癌栓可能,同时需警惕原位肺栓塞,建议进一步完善肿瘤相关检查。神经重症会诊:"多发脑梗死"患者,给予抗凝、改善循环等治疗后,患者意识障碍呈持续加重,复查 MRI 示脑梗死范围增大,复查头颅 CT 未见大面积出血病灶,考虑抗凝治疗效果欠佳。肿瘤标志物结果回示 CA19-9、CA125 等明显升高,结合患者院外 CT 结果,不排除恶性肿瘤所致的"副肿瘤综合征"所致,建议必要时行腹股沟淋巴结穿刺活检,明确诊断后,制订进一步治疗方案。急诊外科会诊,患者呈嗜睡状态,右侧腹股沟可触及花生大小淋巴结,呈串珠状,考虑融合可能,患者肿瘤标志物升高明显,不排除恶性肿瘤可能,结合超声回示结果,可择期行"右侧腹股沟淋巴结活检术",明确病理诊断,辅助进一步治疗。综合会诊意见:患者核心问题为脑梗死,高凝状态,肿瘤标志物明显增高,高度怀疑肿瘤。患者血脂明显下降,不排除肿瘤导致,同时需警惕原位肺栓塞,继续抗凝治疗,行淋巴结活检明确病理,完善PET-CT 检查协诊。

### (三)病情处理沟通

完善右侧腹股沟淋巴结活检,病理示:肿瘤浸润转移,免疫学标记提示肾细胞源性或交界性生殖系统来源可能。患者原发部位不明,反复与家属沟通病情,告知可能为肿瘤多发转移,整体预后不佳。患者家属要求行 PET-CT 示:右侧附件区、左侧髂血管旁多发软组织结节及肿大淋巴结代谢活跃,脐周软组织肿块代谢活跃,考虑恶性病变,建议结合病理;左侧锁骨上、腹膜后、左侧髂血管旁多个肿大淋巴结代谢活跃,右侧梨状肌增厚代谢活跃,考虑转移。综合病理及 PET-CT 结果,考虑右侧附件恶性肿瘤多发转移。后患者意识障碍缓慢加重,脑梗死进展,多次请肿瘤科、妇科会诊并与家属沟通,考虑肿瘤多处转移,合并脑梗死,预后极差,花费高,死亡率高,家属强烈要求化疗。再次请肿瘤科会诊后,给予小剂量化疗,化疗后患者白细胞降低,给予升白、抗感染治疗。后患者出现癫痫发作,CT 示颅内脑梗死范围较前增大,新见出血。抢救治疗后暂时维持生命体征。患者目前处于恶性肿瘤多发转移合并脑梗死,已多次行病危通知,告知患者家属无康复希望,但家属不但不愿放弃治疗,仍坚持行抗肿瘤等治疗。

## 二、伦理研讨

### (一)伦理法规分析

从上述案例中看出,患者因恶性肿瘤多发转移导致大面积脑梗死、脑出血等,医务人员为解除患者痛苦,延长生命时间进行姑息性化疗是正确的,但是后来患者再发脑出血,合并癫痫发作,多器官功能衰竭,医务人员与患者家属沟通,劝其放弃治疗,这符合生命质量、生命价值及公益论的伦理要求。进行有限的抢救,既满足了家属不愿放弃治疗的愿望,也能节约卫生资源,这样不失为最佳选择。

### (二)案例处理分析

该案例中,临床医师遵循《中华人民共和国医师法》的规定第二十三条,医师在执业活动中履行的义务,履行医师职责,尽职尽责救治患者,对该患者行多学科会诊,明确诊断后,遵循临床诊疗指南,遵守临床技术操作规范和医学伦理规范。本案例中,患者无自主选择治疗方案的能力,临床医师在诊疗活动中遵循《中华人民共和国医师法》的规定第二十五条,向患者家属详细说明病情、医疗措施,对需要实施的"右腹股沟淋巴结切除活检术"、化疗等进行充分告知,在取得家属签字知情同意后,进行实施。该患者病情加重,在住院期间多次出现需要紧急救治,临床医师则采取紧急措施进行诊治,遵循了《中华人民共和国医师法》的第二十七条规定。

### (三)社会学分析

一项《妇科恶性肿瘤患者临终救治中的伦理思考》研究,通过对晚期妇科恶性肿瘤患者的治愈率以及患者重返社会生活的现状分析,得出晚期妇科恶性肿瘤患者生活质量的改善与治疗前所期望的程度存在较大差距,且在治疗过程中患者经受了预想以外的严重不良反应,部分患者经济遭受了严重的负担,社会医疗资源不同程度地遭到浪费。该案例中患者不仅为晚期妇科恶性肿瘤,合并大面积脑梗死等多种严重并发症,预后极差。结合伦理学有益无害及自愿原则等,对患者实施临终关怀,更能让患者无痛苦、平静而有尊严地离开人世,减少过度医疗,建立与健全相关法律、法规,合理分配有限的医疗资源以及尊重生命的自然规律,这是解决这一争论的可行方法。

(张　毅　秦国慧　田　华)

## 案例 11　先天性肺囊腺瘤胎儿

### 一、案例概述

#### (一)案例描述

2018 年 9 月,王女士,32 岁,孕 28 周,查彩超发现胎儿肺囊腺瘤。外院彩超:宫内胎儿发育如孕 28 周 2 天,单活胎,臀位,羊水偏多;胎儿右侧胸腔内偏高回声包块(考虑肺囊腺瘤Ⅱ型);建议产前诊断。胎儿右侧胸腔可及范围约 30 mm×23 mm×25 mm 的偏高回声包块,边界不清,其内可及数个大小不等无回声包块,较大者约 8 mm×7 mm,互不相通,肺头比:0.36。血清学产前筛查结果:21-三体综合征、18-三体综合征、开放性神经管缺陷均为低风险。后间断于我院门诊复查,囊腺瘤未再增大,孕后期囊腺瘤呈现逐渐减小,余胎儿指标发育正常,后足月顺产。出生后间断于胸外科门诊行 CT 平扫检查进行随访,幼儿发育基本正常,幼儿 2 岁半时与家属沟通行微创胸腔镜下病变肺叶切除术,术后恢复良好,现随访患者各项生理指标发育基本正常。

#### (二)医学分析

胎儿先天性肺囊腺瘤(congenital cystic adeno matiod malformation,CCAM)是一种良性的肿瘤性的异常肺组织,解剖学上以支气管气道异常增生、缺乏正常肺泡为特征,是一种较少见的影响胎儿肺发育的疾病,其发病率约占先天性肺部病变的 25%。因 CCAM 为少见病,关于其发病原因、治疗及转归等,国内报道甚少。随着我国围产医学、产前诊断技术的不断发展,母胎医学已逐渐引起了人们的关注。2010 年 5 月有学者成功实施我国第 1 例开放性胎儿手术,对妊娠 28$^{+2}$ 周孕妇进行了开放性胎儿先天性肺囊腺瘤样畸形切除术,术后继续妊娠至足月顺利分娩。

1.病因　CCAM 是由于胎儿末端支气管过度生长,在肺实质内形成有明显界限的病变,常累及肺叶一部分或整个肺叶,可累及单侧或两侧肺实质,90% 可发生纵隔移位。引起 CCAM 的病因目前尚不完全清楚,较为普遍的观点是 CCAM 为一种错构瘤样病变,伴有一种或多种组织成分的过度发育异常。CCAM 可能是由于胎儿肺芽发育过程中受未知因素影响,局部肺发育受阻,继而导致已发育的肺组织过度生长所致。

2.病理与分型　CCAM 的病理形态与其他类型肺囊肿截然不同,其特征性病理改变包括:囊肿壁缺乏软骨组织和支气管腺体;囊壁被覆单层、假复层、复层立方或柱状纤毛上皮及黏液上皮;过度产生的终末细支气管结构、无肺泡分化等。依照病理改变,产前超声诊断 CCAM 分为三型:Ⅰ 型为大囊肿型,胸腔内见囊性肿物,囊腔直径>2 cm,无分隔,囊性肿物周边可见肺组织回声。Ⅱ 型为微囊型,胸腔内见囊性肿物,表现为多个小囊肿,囊腔直径<2 cm。Ⅲ 型为混合型,又称多囊肺,是由较微

小的囊肿与肺组织融合而成,表现为患侧胸腔内肺叶增大,回声增强、均匀,纵隔移向对侧。

单纯的CCAM I型、Ⅱ型预后较好,但Ⅲ型常易出现胎儿水肿,预后不良。CCAM是由肺循环系统供血的,其病理生理学过程主要是:肿物的压迫致纵隔移位,进而出现静脉回流障碍,导致胎儿水肿;又因肿物的占位致肺部受压,导致肺发育不良。Davenport M等总结1995—2001年共67例产前诊断胎儿胸部肿块,平均胎龄21周(19~28周),其中右侧占43%,左侧占54%,双侧占3%。大囊型占40%,微囊型占52%,混合型占8%。而Adzick NS等在22例产前诊断胎儿CCAM病例回顾中提示微小病变(<5 mm)合并胎儿水肿提示预后不良;巨大病变(单一或多个,≥5 mm),无合并胎儿水肿预后良好;4例为巨大病变,并在随后的超声随访中完全消失(18%)。

3. 胎儿期诊断和评估

(1)产前诊断:产前超声检查是CCAM首选的检查方式。系列超声研究胎儿胸腔病变有助于明确这些病变的具体类型,确定其病理生理特征,预测临床结局,并基于预后形成处理意见。由于超声波对胎儿肺部肿块的敏感性,产前确诊并不困难,但需要与BPS作鉴别,肿块的血液供应来源可作为主要的鉴别要点,即CCAM血液供应为肺循环,而BPS的血液供应为体循环。虽然超声仍然是胎儿检查的首选影像学方法,但随着MRI技术的发展,以及其无放射性损伤、多切面成像、广阔的视野及良好的软组织对比分辨率等优点,日益成为超声诊断的重要补充。已有报道提出,产前MRI对肺弛豫时间的分析评价及肺容积的测量,提供更多关于正常与异常肺发育的信息,更好地预测出生后胎儿的结果。MRI的射频波长为数米,能量仅为7~10 eV,为CT的1/1 000,对胎儿较安全。MRI能提示胎儿先天性结构畸形的更多细节,MRI在诊断胎儿胸部畸形,尤其是对不典型病变,或者合并多种复杂的畸形可以弥补超声诊断的不足,有助于产前对胎儿的全面评估以及娩出后治疗计划的制定。

(2)胎儿的评估:CCAM最常发现在18~26周,肿块的体积、肿块大小变化的速度以及是否引致胎儿水肿是胎儿预后评价的重要指标。文献报道16~36周胎儿三维超声测量肺体积的正常值范围,了解各孕周胎儿肺的发育情况,为评估胎儿肺部肿块体积及肺发育不良提供了有价值的参考标准。最常用的一种方法是超声测量算出头肺比值(CVR),CVR指的是肺部肿块的体积(体积为宽×高×长×0.523)/胎儿头围,当CVR大于或小于1.6,其临床意义截然不同,CVR≤1.6者,86%没有出现水肿;>1.6者,75%出现水肿。而没有出现水肿的病例在25~28周后,其肿块逐渐缩小。胎儿的胸腔占位性病变易压迫心脏,影响循环而导致胎儿水肿、胸腔积液或腹水。Grethel等总结了15年294例胸腔占位性病变及合并胎儿水肿的宫内干预经验,不合并胎儿水肿者术后存活率>95%,认为虽然合并胎儿水肿的原因尚不完全清楚,但胎儿水肿的发生确与占位性病变的体积有关,故超声定期监测胎儿非常必要。

(3)对于胎儿分娩的建议:产前发现胎儿CCAM,如果无合并胎儿水肿,继续妊娠是一个合理的选择。分娩一般是在32周之后。没有症状者均采用常规自然分娩方式;如果出现纵隔移位、微囊型、可疑呼吸道梗阻者,则建议采用剖宫产。妊娠32周后出现胎儿水肿或占位性病变过大、经阴道分娩困难时应紧急行剖宫产术,并在生后急诊手术治疗。Antsaklis也认为妊娠>32周,应提前分娩,并在生后手术,而<32周者宜在胎儿期干预。

4. 治疗

(1)激素治疗:CCAM激素治疗的适应证为① CCAM病例中属于高风险的微囊型;②出现胎儿水肿;③CVR>1.6。激素治疗的可能机理在于解决CCAM中肺部不成熟的问题:在CCAM病例的研究中,发现Hoxb5基因的表达类似于早期的肺部组织;肺部组织的CD34染色检查同样类似于早期的肺部组织;提示CCAM肺部发育存在先天不足。

(2)分流穿刺术:囊肿的引流(分流穿刺术)首先需要有可视系统,可以随时了解肿块以及穿刺的具体情况。应用胎儿镜在可视系统引导下将引流管置入胸腔囊肿与羊膜腔之间,达到治疗目的。

分流情况的评估:利用可视系统了解术后肺部复张情况,以及可能发现原先无法诊断的肺隔离症,阻止水肿继续进展。引流液可以进行相关的实验室检查:①细胞学检查,了解是否存在淋巴液的渗出;②感染指标;③胎儿的核型检查。

(3)产时子宫外胎儿手术:产时子宫外胎儿手术(exutero intrapartum therapy,EXIT)是在胎儿出生时,剖宫产胎儿娩出但未断脐,先行 CCAM 瘤体切除,再断脐让新生儿开始呼吸,以减轻肿块对胸腔的压迫,缓解呼吸窘迫。手术的原则:①出现严重的纵隔移位;②持续增高的 CVR 值(>1.6)合并正常肺部组织受到明显压迫;③合并胎儿水肿。EXIT 手术需要周密的计划以及完整的团队合作,其中包括麻醉科、心脏循环专科、新生儿科、护理、产科、胸外科,以及体外膜肺(ECMO)的支持治疗。EXIT 手术治疗肺部肿块的存活率为 86% ~90%,手术时间为 27~100 min,平均 64 min。出生后可能出现的风险包括复发、气道瘘、出血、乳糜胸、败血症及胃食管反流等。EXIT 手术成功的必要因素是保证子宫胎盘的气体交换,以及胎儿血液动力学的稳定。EXIT 手术使婴儿出生后得以迅速切除肺部肿块,消除了因为纵隔移位、空气潴留,以及正常肺部组织受压引起的急性呼吸衰竭。

(4)开放性胎儿手术:胎儿手术的原则为①恢复正常的解剖结构;②恢复正常的生理;③让肺能在出生之前得以生长发育。在胎儿期行开放性胎儿手术并没有明确的适应证,对于无症状或无水肿的 CCAM,CVR<1.6 者,可动态观察其变化。而肿块巨大,CVR>1.6,且有明显压迫或纵隔移位,有水肿倾向或已有水肿以及羊水过多等,则需在胎儿期干预,包括行开放性胎儿手术。

(5)出生后的手术选择:CCAM 合并的其他先天性畸形较少,大多数病例可得以顺产出生而在出生后手术治疗,早期外科切除已经成为一个普遍接受的观点。但也有观点认为出生后并不需要进一步治疗(占产前诊断总数的 18%)。出生后还需要再次 CT 检查以明确诊断。出生后有明确症状者则需要急诊手术治疗;无症状者何时手术尚无明确标准。先天性肺部病变最常见的是 CCAM,对严重受累的胎儿(如水肿)进行干预可显著改变围产期成活率。然而,对短期或长期的肺部发育和神经系统发育的结果并没有更多的了解,少量病例显示先天性肺部病变会增加新生儿期发病率,主要是早产和出生时呼吸窘迫。CCAM 无合并水肿时,预后较好,而有水肿的预后则较差。事实上,需要进行胎儿期干预治疗的还是少数。在胎儿期行开放性胎儿手术并没有明确的手术适应证,对于 CVR>1.6、有明确的纵隔移位、胎儿有水肿倾向或已经有水肿者,需要早期干预甚至行胎儿开放性手术。

门诊就诊后,胸外科、妇产科、生殖遗传科、超声医学科和伦理学科多学科会诊。会诊意见是:胎儿肺囊腺瘤诊断明确,无胎儿水肿表现,遗传学筛查未见高危因素,目前无诊断依据存在致死性畸形,出生预后及生活质量不明,母体无明显需立即终止妊娠的医学指征。建议密切随访,必要时选择激素治疗、穿刺引流、开放宫内手术、产时手术及出生后手术等可能,将相关方案充分告知孕妇夫妇,同时提交伦理委员会审议申请。应尊重其意愿,及时提供医学帮助,全程给予心理学扶持。患者及家属经充分考虑后选择继续妊娠。

(三)病情处理沟通

胸外科、妇产科、遗传生殖中心主任与患儿家属经过充分沟通,并告知患儿肺囊腺瘤的诊治流程,国内目前研究较少,开放式宫内手术及治疗经验相对不足,新生儿出生后病情难以预测,以及有关引产可能存在的相关风险,如大出血、感染、产伤、继发不孕等已经充分告知,患儿家属表示理解。同时,就胎儿目前情况,再次向患儿家属反复交代,虽然影像学提示胎儿发育异常,但仅局限于肺部,其余指标基本正常,且未发现致死、生成能力性畸形,没有终止妊娠指征和遗传学异常的阳性发现,出生预后和生活质量不明。患儿家属表示理解,决定继续妊娠,密切观察胎儿发育情况。

(四)案例处理审议

经医学伦理委员会商讨,伦理委员会成员认为,现胎儿畸形存在,仅局限于肺部,出生后情况不明,但胎儿其余各指标基本正常,出生可能健康存活。胎儿肺囊腺瘤诊治国内经验相对不足,根据相关文献查阅,审议最终决定,同意继续妊娠,密切随访,观察胎儿病情变化,适时选择国内及国外专家组织会诊讨论,必要时采取相应治疗措施。

## 二、伦理研讨

### (一)伦理法规分析

该案例医务人员已按1995年6月1日施行的《中华人民共和国母婴保健法》的规定第十七条,"经产前检查,医师发现或者怀疑胎儿异常的,应当对孕妇进行产前诊断"。按照《中华人民共和国母婴保健法》第十八条"经产前诊断,有下列情形之一的,医师应当向夫妻双方说明情况,并提出终止妊娠的医学意见:①胎儿患严重遗传性疾病的;②胎儿有严重缺陷的;③因患严重疾病,继续妊娠可能危及孕妇生命安全或者严重危害孕妇健康的"。第十九条"依照本法规定施行终止妊娠或者结扎手术,应当经本人同意,并签署意见。本人无行为能力的,应当经其监护人同意,并签署意见"。

该医疗机构产前诊断、生殖与遗传中心医师给孕妇进行了相应复查,多学科会诊和产前诊断,并按《产前诊断技术管理办法》(2003)第二十四条的规定进行了处置。该条规定:"在发现胎儿异常的情况下,经治医师必须将继续妊娠和终止妊娠可能出现的结果以及进一步处理意见,以书面形式明确告知孕妇,由孕妇夫妻双方自行选择处理方案,并签署知情同意书。若孕妇缺乏认知能力,由其近家属代为选择。涉及伦理问题的,应当交伦理委员会讨论。"

### (二)案例处理分析

随着胎儿超声技术的发展,CCAM的诊断率不断提高,新的治疗手段也不断进入医学领域,Callahan就提出新技术带来新医疗,所以对CCAM进行胎儿早期干预或手术治疗也就成为必然。然而,在对胎儿CCAM的医疗诊疗服务中,胎儿是服务中的主体,但却又不能表达自己的想法,需要胎儿的父母作为胎儿的代言人来表达意志。因此,这不仅要求治疗疾病,要求医务人员有精湛的医学技术水平,同时还要求在心理和社会各方面得到人文关怀,这也就对新的治疗手段提出了更高要求、更高标准。显然医学道德伦理摆在了我们面前,医学伦理与医学技术往往存在着矛盾,前者关注对患者的处置在道德层面该不该做,后者注重什么能做。伦理上希望的,科技上可能还达不到,科技上能办到的,伦理上却可能无法容纳。在胎儿医学方面,这一矛盾尤为突出,一方面,患疾病的胎儿,生命受威胁,需要早期干预或手术治疗,另一方面,胎儿干预或手术治疗作为一种新的治疗模式,还不被人们所接受。当父母在痛苦的等待中挣扎、做决策的同时,医务人员也正面临着医学伦理的挑战,有关CCAM专项的问卷调查结果显示如下。

1. 对胎儿早期干预或是否手术治疗所持态度    对胎儿干预或手术治疗持什么态度进行对比,发现生后已施行手术治疗的CCAM患儿父母,92.9%(26/28)选择听专业医师的建议,对医务人员具有依从性,选择愿意接受胎儿干预或手术治疗;而尚未出生的CCAM患者父母,75.0%(21/28)选择听亲朋好友的建议,对手术治疗具有排斥性、不信任性,表示不愿意接受胎儿干预或手术治疗,结果分析有统计学意义。

关于患儿术后生活质量方面,32例生后已施行手术治疗的CCAM病例中接受回访的有28例,其中仅有3例出现反复肺部感染,表现为发热、咳嗽、气喘等,余25例(占89.3%)在手术后生活质量未受影响,亦无发育落后现象。而尚未出生的CCAM患儿父母有67.8%(19/28)担心患儿手术后生活质量受影响,经数据检验,差异具有统计学意义。

2. 认为该疾病存活的可能性    出生后已施行手术治疗的CCAM患儿父母因看到患儿术后同正常小孩并无区别,故他们已建立信心,认为患该疾病的患儿能成活。而尚未出生的CCAM患儿父母,虽然他们很希望患儿能成活,但因受到周边人的影响,还是有50%(14/28)的父母认为该疾病将来不能成活，即使是能成活，也觉得将来会面临很多问题，甚至认为与其生一个有病的新生儿，还不如放弃，将来再生一个健康的。将结果进行统计学分析，有统计学意义。

3. 母亲对胎儿的担心　无论是生后已实施手术治疗的 CCAM 患儿母亲，还是尚未出生的 CCAM 患儿母亲，无论是表示愿意接受手术治疗的母亲，还是不愿意接受手术治疗的母亲，就单从胎儿的早期干预或手术治疗这角度来调查，均表示更多的是担心胎儿的安危，生后已实施手术治疗的担心程度是 78.6%（22/28），尚未出生的担心程度有 71.4%（20/28），担心手术失败后胎儿受伤、早产或流产，表示只要胎儿平安，自己多遭受风险无所谓。就 2 组数据进行统计学处理，发现无统计学意义。

在问卷调查中发现当胎儿被诊断为 CCAM 时，在对胎儿干预或手术治疗的态度方面，尚未出生的 CCAM 患者父母有 75.0%（21/28）选择拒绝，甚至放弃妊娠，可见这种胎儿手术在当今社会中确实难以让人接受。

### (三)社会学分析

虽然原国家卫生和计划生育委员会一直在发文并组织指导和帮助出生缺陷儿的活动，如《关于开展 2015 年出生缺陷预防宣传周活动的通知》国卫办妇幼函〔2015〕738 号）的第二款活动内容中就有针对该例拟出生缺陷儿的扶持救助措施。内容指出："发挥惠民政策引导作用。积极宣传国家和地方预防出生缺陷和残疾的系列惠民政策，引导群众主动接受出生缺陷防治服务。一是宣传重大公共卫生服务项目，包括增补叶酸预防神经管缺陷、国家免费孕前优生健康检查、新生儿疾病筛查、地中海贫血防控项目等，让免费服务政策家喻户晓。二是宣传出生缺陷患儿医疗保障政策，先天性心脏病、血友病、唇腭裂、苯丙酮尿症和尿道下裂等出生缺陷疾病已纳入新农合重大疾病保障，患儿医疗费用报销比例提升。城乡儿童先天性心脏病纳入重大疾病医疗救助范畴。三是宣传残疾儿童医疗救治及康复政策和措施等。"但该缺陷儿的出生必定给该家庭、社会带来一定的经济负担，增添父母、子代的精神心理压力和负担。

2013 年 3 月 1 日国家人口计生委及财政部在《关于推进国家免费孕前优生健康检查项目全覆盖》的通知中指出：我国是人口大国，出生缺陷发生数量庞大，全国每年新增出生缺陷总数近百万例，占出生人口总数的 4%~6%。出生缺陷严重影响出生人口素质，影响未来劳动力素质，影响我国综合国力和国际竞争力的提升，影响经济社会可持续发展和全面建成小康社会战略目标的实现。开展免费孕前优生健康检查工作，有利于从源头上预防出生缺陷，提高出生人口素质，变人口大国为人力资源强国，为经济社会协调可持续发展创造良好的人口环境。

随着我国围产医学、产前诊断和胎儿超声影像学的不断深入，母胎医学已逐渐进入临床，当胎儿超声成为孕期常规监测项目时，这种可视化技术的发展已成为胎儿干预或手术治疗的促进因素。其中，胎儿治疗或干预是一种创伤性治疗，它不仅给患者带来身体上的损伤、肉体和精神上的痛苦，而且还要承担手术中发生的意外及术后发生并发症的风险。胎儿手术是由 Dr Michael Harrison 在 20 世纪 80 年代首创，自那以后，其他医师也开始接受挑战，美国在 2006—2007 年之间开展了 192 例胎儿手术。开放式胎儿手术首先是在母亲的腹部开一切口，取出子宫，再在子宫上开一切口以尽可能暴露胎儿，期间胎儿仍与胎盘保持连接，当手术完成后，则胎儿被放回子宫，缝合切口，子宫再放回孕母腹部，最后腹部切口被缝合，胎儿继续生长发育直到出生，这就意味着母亲需接受 2 次剖宫产手术。因对结果的未知，尽管人们不能接受这种手术，然而医师需面临的现实是，当胎儿先天性肺囊腺瘤，以及属于这一类疾病的先天性膈疝、畸胎瘤等在宫内已经危及胎儿生命，如不行胎儿手术，则不可避免地死于宫内，或出生后不久即死亡，所以为了挽救胎儿生命，胎儿干预或手术治疗成为胎儿存活的唯一方法，也只有这种危险严重的情况才能证明胎儿手术的必要。

手术治疗见效快，大多数能在根本上解除患者所受疾病的折磨与痛苦，当超声证实问题所在,而胎儿手术或治疗又能解决这一问题,那么与其胎死宫内或出生后再手术已为时已晚,不如在宫内积极治疗带一个健康的新生儿回家。那么,是谁在胎儿手术中受益? 显然是胎儿。然而,这益处是以母亲的付出作为代价,因开放式胎儿手术使母亲接受2次剖宫产,第一次是对胎儿手术时,第二次是胎儿出生时。这种手术除了存在社会偏见,不能被接受外,关键是作为服务主体的胎儿不能表达自己,需要胎儿的父母作为代言人来表达意志,这就涉及医学伦理方面的问题,故胎儿手术作为一种新的医学模式在医学伦理方面受到严峻的挑战。医学伦理关注这种手术该不该做,被不被社会认可,认为母亲的利益应高于一切,而医学技术关注如何解决疾病和病痛。如何解决医学伦理与医学技术之间的这种矛盾,是医务人员需要慎重思考的,我们不能为了手术而致道德伦理不顾,一方面,要保护孕母,除非绝对必要;另一方面,患者父母的自主权和知情同意权是关键。尊重自主权是指尊重有行为能力的人对涉及其个人的问题有自行决定、自己负责的权利;尊重知情同意权是维护患者自主权的具体体现,疾病情况、治疗措施等有关信息应让患者知晓,并高度尊重他们在不受外来干扰的情况下作出选择。

研究发现生后已实施手术治疗的 CCAM 患儿父母相对较合作,具有一定的依从性,他们能接受医务人员的建议,处理问题时也相对冷静理智,统计显示他们 100% 认为患 CCAM 的胎儿可成活,89.3% 认为术后生活质量并不受影响;而尚未出生的 CCAM 患儿父母因对疾病及手术治疗了解不足,具有很多的顾虑,对胎儿未来和手术治疗结果一片茫然,统计达 50% 的患儿父母认为患 CCAM 的胎儿不能成活,67.8% 担心手术后患儿生活质量受影响,甚至残疾,统计显示 2 组有显著性差异。

由此可见,摆在我们面前的形势不容乐观,一方面是患者生命受威胁,急需解决问题;另一方面,大家担心、拒绝,认为这种医学行为有悖道德伦理。那如何解决大家的担心、顾虑,让社会接受认可这种手术成为我们必须面对的问题,也就是如何解决医学伦理方面的问题。在具体工作中,我们既要尊重患者父母的自主权和知情同意权,还应从医学伦理的角度去体察孕母及其家属的心理压力和社会对此的认可度,一旦被胎儿超声证明胎儿有异常时,那么孕母及其家属会出现焦虑、犹豫、恐慌及期盼等复杂的心理变化,所以我们需帮助孕母及家属客观地认识胎儿干预或手术治疗的利弊得失,并科学地指导孕母及其家属取舍治疗方法。在与母亲的交流中我们发现,虽然胎儿干预或手术治疗风险极大,但只要对胎儿有利,母亲们仍愿意接受。无论是生后已实施手术的 CCAM 患儿母亲,还是尚未出生的 CCAM 患儿母亲;无论是表示愿意接受胎儿手术治疗的母亲,还是不愿意接受胎儿手术治疗的母亲,就单从胎儿的早期干预或手术治疗这角度来调查,她们大多是把胎儿的利益放在第一位,为了能给新的生命一个好的开始,表示愿意接受风险,牺牲自己。故对于我们医务人员来说,在权衡胎儿干预和治疗利弊的同时,还要勇于接受挑战,在帮助母亲实现愿望的同时,还应得到其家属的理解,同时,还需努力提高技术,得到社会的支持,力争把医学技术和医学伦理的矛盾降到最低。

## 三、结语

医疗机构及其医务人员,应尊重患者夫妇的选择权,促进身心健康。提升诊疗技术,更好地服务于患者。

**附:我国相关法律、法规《中华人民共和国母婴保健法》相应条文**

第十五条　对患严重疾病或者接触致畸物质,妊娠可能危及孕妇生命安全或者可能严重影响孕妇健康和胎儿正常发育的,医疗保健机构应当予以医学指导。

第十六条　医师发现或者怀疑患严重遗传性疾病的育龄夫妻,应当提出医学意见。育龄夫妻应当根据医师的医学意见采取相应的措施。

第十七条　经产前检查,医师发现或者怀疑胎儿异常的,应当对孕妇进行产前诊断。

第十八条　经产前诊断,有下列情形之一的,医师应当向夫妻双方说明情况,并提出终止妊娠的医学意见:①胎儿患严重遗传性疾病的;②胎儿有严重缺陷的;③因患严重疾病,继续妊娠可能危及孕妇生命安全或者严重危害孕妇健康的。

第十九条　依照本法规定施行终止妊娠或者结扎手术,应当经本人同意,并签署意见。本人无行为能力的,应当经其监护人同意,并签署意见。依照本法规定施行终止妊娠或者结扎手术的,接受免费服务。

(赵高峰　田　华)

# 案例 12　活体肺叶移植在临床中的应用

## 一、案例概述

### (一)案例描述

患者女,6 岁,2004 年 3 月渐出现间断性腹痛,活动后发绀,以后呈进行性加重。经心脏彩超和右心导管肺血管造影确诊为原发性肺动脉高压,给予强心、利尿、扩张肺动脉药物治疗,效果不佳。逐渐出现肝脾大,步行困难,心慌气短,食欲减退。与家属充分商讨后,决定实施肺移植术。术前患儿基本情况:身高 126 cm,体重 26 kg;双肺呼吸音清;血压 106/70 mmHg,心率 96 次/min,律齐,心尖搏动在第 5 肋间腋前线;心界双向扩大,$L_2 \sim L_4$。肋间可闻及 2/6 SM 杂音,$P_2$ 亢进;肝右肋缘下 4 cm、剑突下 5 cm;脾Ⅱ度肿大;腹胀,无腹水;下肢间断性指凹性水肿;5 min 步行 300 m;心功能Ⅲ级;肝功能:谷草转氨酶 49(0 ~ 40)U/L,谷酰转肽酶 60(0 ~ 50)U/L,总蛋白 58.7(60 ~ 85)g/L;白蛋白 34.5(35 ~ 55)g/L;肾功能:尿酸 494(125 ~ 440)μmol/L;空腹血糖 3.4(3.6 ~ 6.1)mmol/L(括号内为正常值范围);心脏彩超:双房及右室扩大,三尖瓣中等量反流,估测肺动脉压 80 mmHg。右室导管肺动脉造影:右心房扩大,右室收缩功能低下,肺动脉增宽,血流排空延迟,肺小动脉分支数减少,呈"枯枝样"改变,肺静脉无法显示。胸部 X 射线及 SCT 示:肺动脉段饱满,肺纹理减少,右主支气管内径 0.9 cm,右肺动脉主干出心包处直径 1.8 cm。Swan—Ganz 导管测肺动脉收缩压、舒张压及平均压分别为 76 mmHg、46 mmHg 及 60 mmHg。术前肺动脉楔压(PCWP)11 mmHg,中心静脉压(PCV)10 mmHg,动脉氧分压($PaO_2$)76 mmHg,动脉二氧化碳分压($PaCO_2$)45 mmHg。血清学检查:HIV、HBV、HCV、TPA、CMV、EB 及 PPD 均为(-)。在与家属充分商讨后,患者父亲作为供体,提供一叶肺给患儿。经过积极术前准备后,手术于 2004 年 12 月 22 日在体外循环下顺利进行,术后患者移植肺膨胀良好。

### (二)医学分析

患儿为原发性肺动脉高压,是一种进行性恶化的终末期肺病,内科无特效治疗措施,病情进行性加重,国外有利用肺移植治疗该疾病的成功案例。胸外科组织了心内科、麻醉科、儿科、手术室、重症医学科和医学伦理委员会多学科会诊。会诊意见是:患儿为原发性肺动脉高压,病情进行性加重,生活质量差,预计生存时间不多,目前内科无特效治疗措施,将肺移植等相关方案充分告知患儿家属,同时提交伦理委员会审议申请。应尊重其意愿,及时提供医学帮助,全程给予心理学扶持。

家属充分商讨后,充分了解手术过程及可能带来的风险,接受独立的伦理审核后,同意行肺移植术。

### (三)病情处理沟通

胸外科主任经过充分沟通,并告知患儿家属,患儿为原发性肺动脉高压,是一种进行性恶化的终末期肺病,内科无特效治疗措施,肺移植目前是唯一可能治愈的措施,国外有利用肺移植治疗该疾病的成功案例,但国内尚无报道,并把移植相关的风险充分告知,如移植肺水肿、感染、失功、急性排异、慢性排异、术中大出血等,同时告知供体可能出现肺功能受损等,患儿家属表示理解。同时反复向患儿家属交代,术后预后和生活质量不明,家属表示理解,要求行肺移植术。

### (四)案例处理审议

经过移植医学伦理委员会受理申请并进行了审议,该伦理委员会成员认为,患儿为原发性肺动脉高压,终末期肺病,进行性加重,肺移植是唯一可能有效措施,在保证供体患儿父亲安全情况下,借鉴外国成功的经验,可进行肺移植术。

## 二、伦理研讨

### (一)伦理法规分析

依据 1994 年 2 月 26 日通过《医疗机构管理条例》,条例第三十二条:医务人员在诊疗活动中应当向患者说明病情和医疗措施。需要实施手术、特殊检查、特殊治疗的,医务人员应当及时向患者具体说明医疗风险、替代医疗方案等情况,并取得其明确同意;不能或者不宜向患者说明的,应当向患者的近家属说明,并取得其明确同意。因抢救生命垂危的患者等紧急情况,不能取得患者或者其近家属意见的,经医疗机构负责人或者授权的负责人批准,可以立即实施相应的医疗措施。1999 年 5 月 1 实施的原《中华人民共和国执业医师法》,第二十六条规定医师应当如实向患者或者其家属介绍病情,但应注意避免对患者产生不利后果。医师进行实验性临床医疗,应当经医院批准并征得患者本人或者其家属同意。

对患者进行了多学科会诊,经治医师必须将术中可能出现的结果以及进一步处理意见,以书面形式明确告知患儿家属,由患儿家属自行选择治疗方案,并签署知情同意书。涉及伦理问题的,应当交伦理委员会讨论。

### (二)案例处理分析

医务人员在开展特殊治疗时,按程序进行了充分告知,并进行多学科会诊,在没有其他有效治疗措施下,查询相关文献,为患者提供有效治疗方案。医学是无国界的,对患者有利的方法,需要每一位临床医师不断地尝试与摸索。本案例是借鉴国外成功的经验,以及多次成功的动物实验的基础上,在患儿家属充分知情的情况下,进行的肺移植,为我国肺移植发展起到了决定性的作用。

### (三)社会学分析

肺移植是治疗终末期肺病唯一方法,供体短缺成为阻碍肺移植发展的主要障碍,儿童的供体短缺更为显著。为了缓解这一矛盾,活体肺叶移植于 1999 年 Starnes 最早报道应用于临床,随后 Starnes 博士主要在南加利福尼亚大学以及洛杉矶儿童医院开展活体肺叶移植。日本冈山大学的 Date H 从 1998 年至 2004 年报道了 30 例活体肺叶移植。一些关于肺叶移植的研究也在猪、狗、鼠等动物模型上开展,随着活体肺叶移植的开展以及发展,其伦理问题也逐渐成为探讨的热点。2004 年肺移植在我国刚刚起步,处于探索中,还没有相对应的法律、法规。我国还没有开展儿童肺移植以及活体肺叶移植,而为了救治儿童的终末期肺病,借鉴国外成功的经验,医务人员在医疗活动中大胆地把国外经验引进来并不断创新,从而促进了中国医疗卫生事业的发展与进步。

同时在从事医疗活动中,应当按照《医疗机构管理条例》以及原《中华人民共和国执业医师法》,不断地创新,更好地维护人民生命安全,同时也能促进我国肺移植事业的发展以及人体器官移植条例制定。

### 三、结语

医疗机构及其医务人员,在患者以及家属知情的情况应尊重患者家属的选择权,促进身心健康。

---

**附:我国医疗卫生管理相关法律、法规**

《医疗机构管理条例》,条例第三十二条:医务人员在诊疗活动中应当向患者说明病情和医疗措施。需要实施手术、特殊检查、特殊治疗的,医务人员应当及时向患者具体说明医疗风险、替代医疗方案等情况,并取得其明确同意;不能或者不宜向患者说明的,应当向患者的近家属说明,并取得其明确同意。因抢救生命垂危的患者等紧急情况,不能取得患者或者其近家属意见的,经医疗机构负责人或者授权的负责人批准,可以立即实施相应的医疗措施。

1999 年 5 月 1 实施的原《中华人民共和国执业医师法》,第二十六条规定:医师应当如实向患者或者其家属介绍病情,但应注意避免对患者产生不利后果。医师进行实验性临床医疗,应当经医院批准并征得患者本人或者其家属同意。

(赵高峰　田　华)

## 案例 13　肺血栓栓塞患者案例临终关怀

### 一、案例概述

### (一)案例描述

患者男性,72 岁,退休干部,家庭关系和睦,爱人体健,有 1 子体健。因突发胸闷、胸痛 3 h 入医院急诊科。既往有冠心病、心房颤动病史,平素血压 115/72 mmHg 左右,口服欣康等药物治疗,症状稳定,可从事轻度体力活动。患者入院 3 h 前解大便时突然出现胸闷、胸痛,伴头晕、心悸,在家自服速效救心丸,胸闷、胸痛症状不能缓解,送来急诊。到急诊后查体:意识模糊,BP 89/51 mmHg,P 133 次/min,T 36.8 ℃,R 31 次/min,SpO$_2$ 91%。呼吸急促,双侧肺可闻及湿啰音,心律不齐,紧急给予吸氧、扩冠等对症治疗,辅助检查中 ECG V$_1$~V$_6$ 导联 ST-T 非特异性异常,右束支传导阻滞。心肌标志物 cTnI 0.09 μg/L,BNP 1 820 ng/L,血常规:白细胞计数 9.2×10$^9$/L,中性粒细胞百分比 78%,血红蛋白 116 g/L,血小板计数 210×10$^9$/L;血气分析提示 pH 7.37,PaCO$_2$ 43 mmHg,PaO$_2$ 61 mmHg,HCO$_3^-$ 24mmol/L,SpO$_2$ 91%。DDi 明显增高 1.3 μg/L,患者病情重,冠心病,心房颤动,肺栓塞不除外,查 CT 肺动脉造影(CTPA)提示:右肺动脉主干有充盈缺损,左肺可见有散在的充盈缺损灶。结合病史和彩超诊断为肺血栓栓塞。患者有血压下降,心功能下降,考虑患者病情危重,入住呼吸 ICU,在原有治疗的基础上给予溶栓、抗凝、维持血压等治疗后,患者病情较重,在治疗中医师与患者家属积极沟通病情,血氧饱和度下降给予有创呼吸机辅助通气,血压给予血管活性药物维持且剂量在逐渐增高。经积极对症支持治疗并有创呼吸机辅助通气下治疗 18 d,患者病情仍在加重,血氧饱和度和血压维持较困难,并逐渐出现多器官功能不全,药物反应差。医师告知患者家属救治希望不大,已处于临终状态,随时有生命危险。患者家属表示从发病到临终状态过程太快,亲人即将过世,接受现况很困难。医师对患者家属多次沟通交流谈话,交代病情,与患者家属做思想工作,必要时可以介绍心理医师。在探视中家属查看患者的情况很差,没有意识,只有冰冷的机器声,身体上插满管子,非常痛苦。医师同时也提出可以采用其他一些手段如 ECMO 来延长生命的时间,经过多次交流家属逐渐接受事实,家属不愿意亲人受更多的痛苦,同意不再进行过度的有创治疗如 ECMO 的应用和患者临终前的心肺复苏术等,1 d 后患者离世。

### (二)社会学分析

临终是由疾病或意外事故而造成人体主要器官功能趋于衰竭,生命活动即将结束、濒临死亡的状态和过程。临终关怀是对临终患者及家属提供姑息性和支持性的医疗措施,目的是让患者及家属接纳死亡,给予患者家属精神上的支持。参与的成员有医师、护士、营养师、药剂师、社工、理疗师、患者家属等。临终关怀体现了人们对于临终患者社会权利的了解、承认、尊重。体现出社会对这些急需求助的人们的报答和安抚。对临终患者的护理、关怀、照顾,尽最大程度消除或减轻患者的身心痛苦,是医护人员人道主义精神的集中体现,也是新的医学和护理模式在社会发展到一定程度的要求。临终关怀强调最大程度地帮助患者减轻痛苦,对于濒死患者保存适度的支持性治疗,停止非正常性的过度治疗,尽量使患者减少痛苦地死去。

## 二、医学分析及处理

### (一)病症特点

肺栓塞是各种栓子阻塞肺动脉系统所致的一组疾病和临床综合征。最常见的来源是血栓,本案例中患者有心房颤动病史,结合其相关检查诊断为肺血栓栓塞症。临床上常见的表现为肺循环障碍、右心功能不全、呼吸障碍。分为急性和慢性肺血栓栓塞症,其中急性肺血栓栓塞症又分为高危、中危、低危。高危以低血压、休克为主要表现,病死率大于 15%。中危血流动力学稳定,存在右心功能不全和心肌损伤。低危血流动力学稳定,无右心功能不全和心肌损伤。本案例中的高龄患者急性起病,诊断为急性肺血栓栓塞症(高危),同时合并冠心病、心房颤动,血压、血氧饱和度不稳定,病情危重,虽经积极的治疗,最终血压、血氧饱和度不能维持,处于临终状态。

（二）病情处理

本案例中患者为老年男性，有基础疾病冠心病和心房颤动，此次胸闷、胸痛急性发病后到医院救治，病因诊断明确，为急性肺血栓栓塞症（高危），经过积极的对症支持治疗，对于肺栓塞也采用了溶栓、抗凝等治疗，但患者原发病治疗效果不佳，呼吸功能不全，呼吸机维持通气，血压下降，血管活性药物维持，虽然治疗积极，但患者病情仍进行性加重，血压、呼吸无法维持，多脏器功能不全，患者临终状态。虽然医师仍然可以尝试用 EMCO 再维持一段时间，但患者整体状况已不可逆转，其他的治疗手段仅在延长生存时间，但患者生存质量低，受更多的痛苦并不能使患者恢复接近病前的状态，医师与患者家属沟通后，家属本着减轻患者痛苦的目的，拒绝了最终的心肺复苏术及其他更多的有创治疗，尊重了患者的生命、尊严和社会价值。医师和患者家属这样的处理是符合临终关怀的特征和目的。

### 三、案例处理依据

（一）伦理法规依据

临终关怀是向临终患者及其家属提供一种全面的照料，包括生理、心理、社会等方面的帮助。患者处于极低的生存质量状态，向其或家属提供帮助使临终患者的生命得到尊重，生命质量得到提高，家属的身心健康得到维护和增强，使患者在临终时能够无痛苦、安宁、舒适地走完人生的最后旅程。

临终关怀的目的既不是治疗疾病或延长生命，也不是加速死亡，而是通过提供缓解性照料、疼痛控制和症状处理来使临终患者身体舒适、无痛，给予患者及家属感情和精神上的支持，提高终末期患者的生活质量。

临终关怀的原则：①知情同意和医疗最优化原则。临终患者或家属对医务人员采用的措施如诊疗方案的选择和实施，有决定取舍的权利；以小的代价获得最大的效果。②照护和全方位服务的原则。提高患者临终的生活质量，维护患者尊严，提供患者及家属生理、心理、社会等的全面照护。③医疗保密原则。不向他人泄露患者疾病的隐私。④人道主义原则。对临终患者的关怀和理解，尊重他们的选择权。

（二）案例处理依据

在本案例中患者在临终阶段，医师与患者家属充分沟通病情，宽慰患者家属，做好思想工作。患者病情进展快，家属一时无法接受，在沟通宽慰中让患者家属克服对患者死亡的恐惧，逐步接受事实。虽然医院有一整套的抢救方案来维持生命，医师也提出来方案供家属选择，经过与患者家属的沟通交流，尊重家属的选择，尽量满足家属的要求，放弃对患者更进一步的有创治疗，最大限度地减轻患者的痛苦。为使患者家属走出困境，医师提出介绍心理医师提供心理方面的支持，使家属能尽快走出悲痛。整个过程中医师和医院的行为符合现在的临终关怀的观念，不以延长生命，而是以减轻患者和家属终末期的痛苦和负担为目的。为患者和家属提供全方面的照护，做好患者的治疗，尊重患者家属的选择，维护患者的尊严，对家属更多的关心、理解，并提供必要的帮助。

### 四、结语

临终关怀是对于治疗无望的患者，在尊重生命的基础上，帮助生命依据自然法则的发展，生老病死。即不提前结束生命，也不主动延长生命，尊重患者和家属的选择，使生命在最后平静、减少痛苦地度过。依据全方位服务的原则和人道主义原则等为患者、家属提供生理和心理等支持和帮助。

（李静静　田　华）

## 案例 14　局部晚期食管癌患者的规范化治疗

### 一、案例概述

#### （一）案例描述

　　李某，男，65 岁，以"进食哽噎 3 月余"为主诉入院。患者约 3 个月前出现进食哽噎感，同时伴嗳气、腹胀、间断性胸骨后疼痛等症状，上述症状进行性加重，2 个月前在医院门诊经超声内镜、内镜下活检病理及胸腹部 CT 检查确诊为"食管胸中段鳞癌，双侧气管、食管沟旁边多发淋巴结转移"，临床分期 $cT_3N_1M_0$（Ⅲ期）。通过医院食管癌多学科会诊后，主诊医师为患者制定了新辅助放化疗+根治性手术方案（即先行新辅助放化疗，随后进行根治性手术）。向家属告知治疗方案后，家属却提出出院，医师和家属沟通后了解到，家属不愿患者了解真实病情，仅告知其食管内长了个良性肿瘤，手术切除就会治愈，若不能立即手术而先行放化疗，担忧患者了解病情后精神崩溃。医师和家属充分交流，该患者为局部晚期食管癌，存在极大根治机会，告知患者真实病情及良好预后，有助于其配合治疗，最终达到治愈肿瘤的目标。家属协商后同意告知患者病情。该患者经过短暂焦虑情绪，就迅速鼓起了对抗疾病的斗志，尽管经历了诸多不适，但是依然坚持完成了全部术前治疗计划，食管肿瘤及周围淋巴结也明显缩小。该患者听从医师指导，在治疗期间还经鼻预留空肠营养管坚持肠内营养支持治疗，这保障了其体重稳定在 70 kg 水平。在细致充分的准备基础上，最终对患者顺利实施了食管癌根治性微创手术。鉴于术前医师与护士的入院宣教到位，患者对于手术并没有过度恐惧，遵照康复计划每日耐心努力康复锻炼，最终于术后第 10 天出院回家。出院后患者在护士定期康复锻炼指导下迅速恢复了每日进食量，摆脱了肠内营养管鼻饲治疗，日常社交活动也恢复如常，周围邻居都惊叹老李的康复速度与精神面貌。

#### （二）医学分析

　　在许多患者的认知中，肿瘤依然是不治之症。但事实上，随着医疗技术的发展，相当一部分的肿瘤患者是可以获得临床治愈的，而这正是医师与患者一切努力的共同目标。过度悲观的情绪是完全没有必要的。就可切除性食管癌而言，90% 以上的早期患者都可以通过手术治愈肿瘤，获得长期的生存并且不再复发，而在中早期患者中这个比例仍有 60% 以上。即使是中晚期食管癌，在术前、术后辅助治疗的帮助下，仍有半数以上的患者能通过手术获得长期生存。

　　2022 年 CSCO 食管癌指南中明确指出，局部晚期食管癌，有条件的医院建议术前行新辅助治疗。食管癌术前同步放化疗循证医学证据更充分，因此可以作为常规推荐。研究证实，对可手术食管癌，术前放化疗联合手术的治疗模式较单纯手术可获得明显生存获益。

### 二、伦理研讨

#### （一）患者至上原则

　　患者至上原则是临床诊疗的最基本原则，符合医学防病治病、救死扶伤的宗旨，也是医务人员诊疗疾病的出发点和归宿，凸显了医学的人道主义精神，是衡量医务人员医德水平高低的重要标准。

1. 患者至上原则的定义　指医务人员在诊疗过程中始终以患者为中心,把患者的利益放在首位,全心全意为患者的生命和健康服务的医学伦理原则。该案例中医师始终从患者的利益出发,经过多学科会诊及积极、耐心地和患者及家属沟通,制定了最适合患者的治疗方案,使患者顺利治愈出院。

2. 患者至上原则的伦理要求　①平等待患,一视同仁;②尊重患者的人格和权利;③全心全意,一心救治。

### (二)最优化原则

1. 最优化原则的定义　指医务人员在临床诊疗中以最小的代价获得最大获益的决策原则,也叫最佳诊疗方案原则。最优化原则是有利原则和不伤害原则在临床实践中的具体体现。最优化原则是一个动态发展的概念。医学发展水平、社会历史背景,患者的文化水平、价值观念和经济条件都会影响对最优化原则的理解。因此,我们在判定一个诊疗方案是否为最佳方案时,应充分考虑这些认识上的差异。

2. 最优化原则的内涵

(1)疗效最佳:是指诊疗效果在当时医学科学技术发展水平看来是最佳的或者在一定的条件限制下是最佳的。一般来讲,医师在临床诊疗中往往有多种方案可以选择,医师应根据自己的专业知识和患者的实际情况对各种方案进行评估,选择对患者来说效果最好的诊疗方案。从诊断方面来看,能尽快明确患者的病因、病理和病程的诊断方案是最佳的。从治疗方面来看,能迅速控制病情发展,尽快使患者身心康复的手段是最佳的。追求最佳诊疗方案是医务人员最基本的原则和医学目的。

(2)安全无害:诊疗技术的双重性决定了绝对安全无害几乎是不存在的,因此安全无害是相对的。为患者选择的诊疗手段,都应尽可能地避免不良反应或使之减少到最小程度,要确保患者的受益大于受害。

(3)痛苦最小:许多诊疗措施都会带给患者一定程度的痛苦。因此,在确保诊疗效果的同时,医务人员应尽可能选择痛苦小的诊疗手段,或采取针对性措施减轻者的痛苦感受,缩短患者承受痛苦的时间等。

(4)耗费最少:是指在保证诊疗效果的前提下,在选择诊疗方案时,应当考虑患者的经济负担和社会医疗资源的消耗。特别是采用那些效果突出而代价昂贵的医疗技术时,更需要从多方面权衡,尽量避免因过高的医疗开支而从经济上把患者重新置于绝望之地。

上述案例中,根据该患者的分期和指南的推荐,医师经与患者本人及家属充分沟通后,选择了使患者获益最大化的"新辅助放化疗+手术"的治疗模式,最大可能地达到临床治愈的目的。

### (三)知情同意原则

1. 知情同意原则的定义　指患者在理性和非强制的状态下,充分理解医务人员要将对自己采取的所有诊疗措施,尤其可能对机体造成一定损伤或带有试验性质的诊疗手段的风险和受益,进行权衡后做出接受、部分接受或者拒绝诊疗措施的原则。知情同意原则体现了尊重、平等的价值诉求,是社会进步的象征。知情同意原则是尊重患者自主权的集中体现,是建立现代医疗医患关系的必要条件,有利于避免和减少医疗纠纷。

上述案例中,家属因担忧患者了解真实病情而拒绝术前新辅助治疗,医师告知患者真实病情并和患者及其家属充分沟通,告知为何选择该治疗方案后,获得了患者及家属对治疗方案的认可,按照"新辅助放化疗+手术"的方案进行了治疗,尊重了患方的知情同意权。

2. 知情同意原则的要素　知情同意是一个充满人文关怀的过程,首先是医方将有关患者疾病的诊断结果及治疗方案和疾病的预后等告知患者及其家属,然后家属提出疑问,医方进行解答,最后患者及其家属自主做出决定的过程。

(1)信息告知:知情是同意的前提,患者的知情以医务人员的信息告知为前提。医务人员应把患者疾病的诊断、治疗方案、预后、替代医疗方案、医疗花费等情况全面、如实告知患者。由于医学极强的专业性,医患之间存在严重的信息不对称,为了使患者充分理解告知的信息,医务人员在告知的过程中应使用通俗易懂的语言,尽量避免使用专业化的术语。

(2)理解信息:真正的知情不仅要使患者获得疾病的相关信息,更要使患者充分理解信息。患者的年龄、受教育水平以及疾病的严重程度都会影响患者的认知,有些急危重症患者的家属由于担忧患者的生命,情绪处于不稳定状态,认知能力下降,也会影响对医务人员告知信息的理解。

(3)自主决定:指患者在充分理解医务人员告知信息的基础上,自愿做出的同意或拒绝的决定。知情同意原则尊重的是本人的权力,所以当患者有自主决定能力时,由患者自己决定。如果患者本人因年龄、智力和精神原因不具备完全民事行为能力或者出于保护性医疗的需要,则由家属代替患者做出决定。

## 三、结语

在临床诊疗工作中,医师应按照患者至上、方案最优化及知情同意等原则,结合现有指南,充分和患者及家属沟通,为其提供最合适的治疗方案。

（王　峰　孟祥瑞）

## 案例15　肿瘤终末期患者的"安宁疗护"

### 一、案例概述

#### (一)案例描述

薛某,女,55岁,以"间断上腹部疼痛1年,加重2月余"为主诉入院。患者1年前因"间断出现上腹部疼痛"查CT提示胰腺占位、肝多发占位、腹膜后多发淋巴结肿大。行CT引导下胰腺占位穿刺明确诊断为"胰腺癌多发转移"。后行多周期化疗,疗效判定为进展。2个月前患者腹痛明显加重,伴纳差、恶心、呕吐、消瘦及黄疸等症状,经检查提示腹腔广泛转移合并胆管梗阻、上消化道梗阻、恶病质。多学科会诊意见为患者已为肿瘤终末期,放化疗已没有意义,目前最佳治疗方案为对症、营养支持治疗,尽量减轻患者痛苦、提高生活质量,给予患者及家属身、心、灵的安慰,即所谓的"安宁疗护"。和家属充分沟通后,家属同意医师的治疗意见。最终该患者在家属的陪伴下安详离世。

#### (二)医学分析

1.安宁疗护的概念　"安宁疗护"一词源于英文hospice和hospice care。Hospice原意为"收容院""救济院",为僧侣所设的"招待所""安息院"等。随着社会的发展和医学科学的进步,安宁疗护的含义有了进一步的延伸和拓展,世界公认的权威性机构美国国立医学图书馆(the United States National Library of Medicine,NLM)出版的《医学主题表》,将hospice解释为"对临终患者和家属提供姑息性和支持性的医疗措施"。Hospice care 在我国香港地区被译为"善终服务",在台湾地区被译为"安宁照顾",有的著作中还译为"安息护理"或"终末护理"等。1988 年天津医学院临终关怀研究中心建立,将 hospice care 翻译成中文"临终关怀"并在我国境内正式采用。"临终关怀"就其词意而言,包括"临终"和"关怀"两个部分。临终是死亡前的一个特殊阶段,是死亡的过渡时期,没有哪个人能逃脱死亡,规避临终,哪怕死亡是极其短暂的瞬间。对于临终期,目前世界各国有不同的表述,但医学专家普遍认同临终期的时间为 6 个月。关怀是临终者的家属、医务人员、社会团体、各界爱心人士对临终者在临终期所给予的躯体、心理、环境等诸多方面的医疗、护理、姑息、关爱、呵护等,同时还包括为对临终者家属提供帮助的一种特殊照顾和服务。Hospice care 的译文虽有不同,但内涵基本一致。因此,临终关怀主要是指对现代医学治愈无望的患者,缓解其极端痛苦,维护其尊严,增强人们对临终生理、心理状态的积极适应能力,帮助临终者安宁地走完生命的最后旅程,并对临终者家属提供包括居丧服务在内的生理、心理关怀的综合性、人性化的服务。临终关怀的提出与兴起缘于西方,最早可追溯到中世纪的西欧修道院为重病、濒死的朝圣者、旅游者提供的照顾和护理。较为健全的现代临终关怀组织始于 1967 年,是英国的桑德斯博士在伦敦创立的圣克里斯弗临终关怀院。此后临终关怀相继在全球多个国家和地区开展。1988 年,天津医学院创建了我国第一所临终关怀研究中心和临终关怀病房之后,北京、上海等 22 个省、自治区、直辖市建立了临终关怀机构。安宁疗护在欧美等国家称为"hospice care",中国大多译为"临终关怀",直至 2017 年,原国家卫生计生委颁布的《安宁疗护实践指南(试行)》中确定用词"安宁疗护",同时将临终关怀、舒缓医疗、姑息治疗等统称为安宁疗护,是以临终患者和家属为中心,以多学科协作模式进行,主要内容包括疼痛及其他症状控制,舒适照护,心理精神及社会支持等。

2. 终末期肿瘤患者的心理特点　死亡是人的自然回归,临终是生命结束的必经之路。但对人类而言,死亡是一件非常痛苦的事,它不仅意味着与亲人、家属及整个社会的永久分离,而且在临终过程中人会遇到难以想象的痛苦与折磨。临终者由于生理上的变化和自己对个人处境的感悟,心理上呈现出与正常人不同的特点:第一,恐惧心理。临终者心理上首先会有一种可怕的恐惧感和悲伤感。当得知自己的生命即将结束时顿觉难以逃避而感到震惊及害怕,坐卧不安、心神不定及感情脆弱。第二,愤怒心理。此期临终者情绪不稳定,极易遣责挑剔及抱怨,如拒食、发脾气、摔东西或拒绝治疗护理。第三,抑郁心理。随着临终患者病情的进一步恶化,临终患者意识到自己将会永远失去曾有的生活、家庭、工作、社会地位及宝贵的生命时,有巨大的失落感,出现表情淡漠、心情忧郁,或暗自流泪,或沉默无语,尤其当知道同种疾病的患者死去时,更会加剧思想压力和心理负担。第四,接受心理。有些临终患者知道病情加重即将面临死亡,会显得很平静安详、不心灰意冷,更不会抱怨命运,但会向他人表达曾经历过的生活和感受,准备接受死亡。因此,对临终患者而言,当死亡不可避免时,如何减轻痛苦与不适,在有限的生命岁月中沐浴在充满人间温暖的气氛中,安详、舒适而有尊严地走完自己人生的最后旅程是非常重要的。

安宁疗护具备以下几个特点:第一,安宁疗护的主要目的不是治疗和治愈疾病,而是采取姑息对症的支持疗法,控制症状,减轻患者的身心痛苦,给予患者生活护理、医疗护理、心理安慰和居丧服务。第二,安宁疗护的主要对象为不可逆转的临终者,特别是难以取得积极治疗效果的晚期癌症等心身遭受痛苦折磨的患者。因进一步治疗已经难以取得有价值的效果,医护人员可以建议其家属实施安宁疗护,但护理人员没有为患者进行医助死亡的权利。第三,安宁疗护特别注重患者的生命、尊严、生命质量和生命价值,强调个性化治疗、心理治疗和综合性、人性化的护理。第四,安宁疗护不仅关心临终患者本人,而且也关心患者家属的身心健康。对家属给予心理和照护技术的指导,帮助营造良好的家庭氛围及居丧期的心理安慰,使患者和家属都感受到温暖。第五,安宁疗护的服务团队以医务人员为主,同时有家属、社会团体和各界爱心志愿者的积极参与,安宁疗护已成为一项社会公益事业。

## 二、伦理研讨

### (一)安宁疗护的伦理意义

**1. 安宁疗护体现了生命神圣、生命质量和生命价值的统一**　任何人都无法逃避死亡,多数人都恐惧死亡,安宁疗护强调对终末期生命的尊重和照料,让人们直面死亡、重视临终。每个人在生命过程中都曾为自身、他人、社会及后代创造过价值,当其生命临终时社会应尊重、善待其生命,给予无微不至的关爱和照料,尽可能提高其生命的质量,减轻其痛苦,努力帮助临终个体实现最后的愿望,体现人生最后的价值,使其得到心灵的慰藉,使临终者在社会、亲人和他人的关心、照料下在舒适温馨的环境中度过临终阶段,有尊严、无痛苦、不留遗憾地走向生命的终点,直到死亡。安宁疗护所创造的有质量、有尊严、有价值的生存状态是生命神圣的真正彰显,与存在伦理争议的安乐死相比,更体现了生命神圣、生命质量和生命价值的统一。

**2. 安宁疗护体现了人道主义精神**　长期以来,作为救死扶伤的医院,把治愈疾病、维护患者生命健康看作是自己的唯一宗旨,但却忽略了一个重要的事实,即有些疾病是无法治愈的,生命是不可能无限延长的。在安宁疗护事业未出现以前,有些患者一旦确认无法救治,大多就被拒在医院的大门外,有些患者虽在医院度过临终期,但也只是延长更加痛苦的生命,却不能得到更多的、更全面的、真正有意义的关心和照顾。有时候虽然患者得到一定的照护,但家属却被忽视和遗忘。患者的临终期影响着家属、亲人的感情、情绪及精神状态。实际上,活着的人对将要死去者的留恋带来的精神痛苦和为照料患者所承担的躯体、心理等方面的痛苦,有时超出临终者的自身体验,然而这一切通常被忽视了。安宁疗护从思想到实践改变了原来的做法。首先,安宁疗护把临终患者作为其服务的对象,不以延长患者的生存时间为目标,而主要是满足临终患者的生理、心理、伦理和社会等方面的需要,使患者在一个舒适的环境中有尊严地、无忧无虑地离开人间;其次,安宁疗护把对家属、亲人的关心作为安宁疗护工作的一部分,使临终患者家属在患者临终期及死后得到慰藉;最后,安宁疗护工作调动了社会中爱心人士的力量,体现了整个社会对弱势群体的照料和对生命的尊重,使人道主义精神在安宁疗护事业中得到了深化和升华。

**3. 安宁疗护优化了死亡过程**　死亡是每个人都不得不面对的事实,人们在提升生活品质的同时,也渴望着提升死亡的品质。当死亡来临,生命即将终止时,人们希望能够减轻死亡带来的恐惧和痛苦,以一种安详、舒适的状态迎接死亡。特别是罹患疾病、救治无望的临终患者,更期望在生命的最后阶段能够减轻身心痛苦、安然赴死。正是这种需求导致了安乐死和安宁疗护的产生。相比安乐死,安宁疗护没有争议能惠及临终患者及家属,更具有普世性,更能被大众所接受。安宁疗护是"优化死亡"的途径之一,是人类面对死亡所产生的一种生命智慧,是社会文明和进步的表现。

### (二)安宁疗护的要求

**1. 控制疾病,消除临终患者的生理病痛**　临终患者在临终期通常是非常痛苦的,无论是生理还是心理、承受着常人难以忍受的痛苦。在这种极度的病痛折磨下,患者最急于得到的是止痛。因此安宁疗护的一个重要任务就是缓解、消除临终患者巨大的生理病痛。现代医学通常采用按时、足量地使用麻醉止痛药来减缓病痛。虽然使用麻醉止痛药可能抑制呼吸,给患者带来某些不良反应,甚至加速临终患者的死亡。但是安宁疗护的一切医疗护理措施都是姑息性的而非治疗性的,尽管某些姑息性的医疗护理措施具有不良反应,然而为了让患者在临终期过得平静且无痛苦,这种做法已经被大家广为认可和接受。

**2. 心理抚慰,为临终患者提供心理疏导服务**　临终患者的痛苦是多方面的,既有生理上的病痛,也有心理上、精神上、情感上及其他方面的。安宁疗护不仅要缓解和消除患者的生理病痛,还关注和疏导患者的心理、精神痛苦。对于现代医学手段无法治愈的绝症患者而言,心理上的关怀和劝慰比任何昂贵的药品、先进的医疗技术都显得重要和有效。如果患者持续的精神焦虑、抑郁和恐惧不能消除解决，单靠药物或姑息疗法来缓解病痛和不适，那么患者依然无法安详地度过临终期，直面死亡。但如果患者精神平和、心态放松、思想乐观，那么安宁疗护的效果就会非常显著。因此安宁疗护在药疗的同时，还要努力做好心理护理。工作人员以主动热情、鼓励支持的态度倾听患者的诉说，诚恳耐心地帮助他们解决"生前需求"和"后顾之忧"，并且鼓励他们正视死亡，帮助他们从死亡的恐惧中解脱出来，提高他们战胜病痛的勇气，使其能安详、平静、乐观地走完人生的最后旅程。此外，创造干净舒适的治疗环境，减轻对患者的刺激也是心理抚慰的一部分，如病房安静清洁、光线充足、温度适中、空气新鲜等。

3. 帮助家属，为临终患者家属提供综合服务　临终患者家属往往比患者本人更难接受死亡这个事实，这种心理会使患者家属产生悲痛、不安、抑郁、悲观的心理状态和情绪，给临终患者带来负面影响，给临终患者的身心带来严重不良影响。因此，做好临终患者家属的思想工作，为他们提供心理、生理关怀和居丧服务，也是安宁疗护工作的重要内容。医护人员应该向临终患者家属讲解有关疾病的知识及如何处理死亡事件；医护人员与临终患者家属进行沟通交流，了解他们的心理状态，做好心理指导；尽量满足临终患者家属为患者提出的要求和建议；为居丧家属提供心理咨询、情感疏导和有关社会问题的协助处理；医护人员应该对临终患者及其家属进行死亡教育，帮助临终患者克服对死亡的恐惧心理，以宁静、安详的心境学习"准备死亡、面对死亡、接受死亡"，同时帮助家属适应患者的病情变化和接受亲人即将死亡的事实，减轻悲哀程度，缩短悲痛时间，认识自身继续生存的社会价值，理性对待亲人的死亡。

## 三、结语

安宁疗护是基于患者利益最大化的选择，选择安宁疗护不是消极放弃了患者，而是积极主动选择了一种更加合适的治疗方式。医患互信基础上的医疗照护与死亡教育对于医患双方的共同成长是至关重要的，如此既能推动我国安宁疗护事业的发展，也能促进社会和谐进步。

（王兰芹　田　华）

## 案例 16　年轻乳腺癌患者生育力保留

### 一、案例概述

#### （一）案例描述

王某，女，25 岁，以"发现乳腺肿物 1 周"为主诉入院。患者 1 周前无意中发现右乳肿物，经乳腺彩超、乳腺 MRI 检查后，行乳腺肿物穿刺活检，确诊为"乳腺癌伴腋窝淋巴结转移"。请多学科会诊后建议先行新辅助化疗，而后手术。该患者 24 岁结婚，尚未生育，向患者及家属介绍治疗方案后，患者提出未来能否生育的问题。考虑到化疗会影响患者的生育功能，患者要求进行生育功能保护计划，经沟通后患者及其配偶选择进行卵母细胞冷冻技术。随后在行化疗前 14 d 取出未成熟卵母细胞进行冷冻。该患者进行新辅助化疗后进行了乳腺癌根治术。手术 2 年后用当年冻存的卵母细胞成功体外受精，顺产 1 子。

### (二)医学分析

1. 中国年轻乳腺癌患者特征　年轻乳腺癌特指发病年龄在 35 岁以下的患者。中国年轻乳腺癌患者呈上升趋势,且发病率更年轻化,统计数据表明:中国患者的发病年龄比欧美国家早近 10 年,平均发病年龄 48.7 岁。在西方国家,40 岁以下的乳腺癌患者在全部乳腺癌患者中所占比例低于7%,而在中国这个比例已经超过了 10%,其中还有部分极其年轻(≤25 岁)的乳腺癌患者。

2. 中国年轻乳腺癌患者的困境　由于患者的年轻化,相当一部分患者在确诊时未婚未育或已婚未育,对于这部分患者,如果直接针对疾病本身进行标准抗肿瘤治疗,那么在日后会面临生育力受损及提前闭经等问题,这将对患者造成生理、心理、家庭和社会等多方面的影响。影响生育主要有 3 方面:抗肿瘤治疗对生殖系统的直接损害、因治疗错过生育年龄和怀孕对肿瘤复发率的影响。

化疗是降低乳腺癌复发率的基石,但是其对成熟卵泡的影响可导致可逆性停经,对原始卵泡的损伤可导致卵巢功能早衰及停经,从而导致不育。尤其是乳腺癌经典方案中的以环磷酰胺为代表的烷化剂对卵巢毒性最大。此外,还有针对激素受体阳性的乳腺癌患者,高危患者需要通过摘除卵巢或注射戈舍瑞林达到人工绝经的目的。低危年轻乳腺癌患者通常选用他莫昔芬,该药不但会增加子宫内膜癌的发病率,动物实验也证实长期的他莫昔芬暴露可导致胎儿畸形风险。不仅如此,标准的内分泌治疗至少是 5 年,多项实验结果提示分期较晚的高危患者还需将内分泌治疗延长至 10年。如果不中断抗肿瘤治疗,育龄女性势必面临高龄问题,高龄产妇所怀胎儿患 21 - 三体综合征等疾病较适龄产妇均明显增加,更不用说标准抗肿瘤治疗对卵子有致畸作用。

怀孕对肿瘤复发的影响一直是研究的热点。瑞典学者 Valachis 等发表的 meta 分析,回顾了49 470 例绝经前患者,分析表明,在早期乳腺癌确诊 10 个月后妊娠不会对预后造成不利。上述数据主要来自欧美人群。2019 年 11 月中国台湾"卫生研究院"研究比较了中国台湾地区乳腺癌患者妊娠与否的总死亡率。结果,乳腺癌确诊后妊娠患者与未妊娠对照患者相比:总死亡比例降低56%,雌激素受体阳性患者死亡比例低于 77%,确诊 3 年后妊娠患者死亡比例低于 81%。因此,综合目前国内外数据,从安全性来讲,乳腺癌治疗后再生育是可供选择的。

## 二、伦理研讨

### (一)中国年轻乳腺癌患者再生育的方式选择及伦理问题

1. 夫妻生育权冲突　一般情况下,出现夫妻生育权冲突问题的多为已婚未育的年轻乳腺癌患者。女方依照《中华人民共和国妇女权益保障法》(2018 年修正)第五十一条规定作为法律依据:"妇女有按照国家有关规定生育子女的权利,也有不生育的自由。"在罹患乳腺癌之后,女方及女方家属经常为了不中断标准抗癌治疗而拒绝生育;男方及男方家属依照《中华人民共和国人口与计划生育法》(2015 年修正)第十七条规定作为法律依据:"公民有生育的权利,也有依法实行计划生育的义务。"男方认为拒绝生育剥夺了其生育的权利。拒绝生育和要求生育,都依照"生育权",反过来说,生育权也包括生育自由和不生育自由。当双方都为了保存自身利益而做出相反选择时,冲突必然会出现,甚至会破坏家庭和睦。由于生理构造的不同,女性角色本身在生育过程中必然承受更多身心上的负担,再加上罹患恶性疾病,法律会适当照顾女方。尽管如此,一旦家庭破裂,势必会对夫妻双方造成伤害。

2. 不婚不育的伦理问题　一般出现该类问题的为未婚未育年轻乳腺癌患者。对于未婚的年轻乳腺癌患者,在诊疗过程中不但要重视"病",更要重视"人"。尽管年轻患者保乳手术后局部复发率高于老年患者,但只要乳房条件允许,在手术方式的选择上仍然会更倾向于保乳手术。即使是实在无保乳条件,也多会建议假体植入,以保存部分形态。主要是为了帮助这些患者在治疗疾病的过程中能够尽早融入正常生活和回归社会。但是仍有相当一部分患者认为自己"不完整",丧失自信心而抗拒婚恋。当前,不婚不育作为一种个人的生活方式,应得到社会的广泛接纳。尽管不婚不育不会对他人和社会构成危害,但是会带来家庭伦理方面的缺失,对于因病导致不婚不育的患者,不但要承受生理上的病痛,还需承受心理上的痛苦。这不是一个简单的医学问题,而是一个严重的社会问题。

### (二)生育力保护可供选择的方案

生育力保存(fertility preservation)是指保存卵子或生殖组织的方法和手段,适用于有不孕不育风险的人群和治疗某些疾病可能会影响生育功能的患者。随着医疗技术的提高,年轻女性乳腺癌患者得到了很好的治疗,患者获得了长期生存的可能,甚至走向治愈,因此,"获得后代"这个需求就越来越受到重视,生育能力的保存让乳腺癌的治疗不再是单纯的治病,而是对人的综合救治。根据2019年《年轻乳腺癌诊疗与生育管理专家共识》,生育力保存技术涉及药物、手术或冷冻技术等不同的助孕方法。对于乳腺癌患者,目前在临床最为常用的方式是促性腺激素释放激素激动剂(GnRH-a)卵巢抑制,因为其操作简单便捷在临床上得到了推广。GnRH-a的机制是通过药物性垂体-卵巢抑制,使处于静止期的细胞对化疗药物敏感性降低,理论上降低了化疗药的毒性。目前尽管临床最常使用,但是关于CnRH-a对生育力保护的效果存在较多争议。美国临床肿瘤协会最新指南指出,只有当其他方法都不可行时再考虑使用GnRH-a。

对于已婚且婚姻关系稳定的家庭,胚胎冷冻是最成熟的生育力保护方案。虽然此类患者获得的优质胚胎不多,但获取卵母细胞的数量、受精率、活产数及妊娠并发症的发生率与非肿瘤患者比较无明显差别。肿瘤患者往往需要尽早治疗,可以在自然月经周期中取出成熟卵子受精,并冻存胚胎。对于未结婚的女性恶性肿瘤患者,卵母细胞冷冻技术更加适用。卵母细胞冷冻技术分为成熟卵母细胞冻存和非成熟卵母细胞冻存。成熟卵母细胞冻存为促排卵后获取的卵母细胞,避免了胚胎冷冻的伦理和道德问题,但促排卵会使用激素类药物,有促进乳腺癌进展的风险,且妊娠率相对于胚胎冷冻技术较低。而非成熟卵母细胞冻存,是在化疗或放疗前10～14 d取出未成熟卵母细胞进行冷冻,在体外模拟体内成熟的微环境,将卵母细胞体外成熟培养成为成熟卵母细胞。卵巢组织冻存和移植是目前情况下保护未婚患者未来生育力唯一可选择的方法。卵巢组织冷冻要在放化疗前至少3 d进行,主要是在癌症治疗前移取富含卵母细胞的卵巢皮质进行冻存,在治疗结束后再移植回体内。虽然人类卵巢组织移植至今已经有一百多例活产数,但是移植部位血管再生缓慢导致大量卵泡的丢失是其移植失败的重要原因。

这些助孕方法已经改变或替代了人类自然生殖的一个或多个环节,让科技延伸至干预甚至创造生命,这是生殖医学领域的一场巨大的科技革命,同时,它带来的伦理问题也是不容忽视的。比如:谁可以处置冷冻胚胎?该如何处置未被采用的冷冻胚胎?谁有权力销毁胚胎?乳腺癌患者是有死亡概率的,那么更具伦理争议的问题也随之而来,当我们强调生育后代是其权利的同时,也不能否认养育后代是其义务。对于部分高危的乳腺癌患者来说,高复发概率意味着长期生存概率有限,那么这部分患者从自身条件是否适合再次安全生育,以及患者是否能履行养育子女义务都是需要考虑的问题。对于乳腺癌这种有家族遗传风险的疾病,是否接受胚胎植入前遗传学检测技术?胚胎植入前遗传学检测是否能有效甄别遗传风险的高与低?对于单性别遗传性疾病,是否能依靠生殖科技来选择胎儿性别?患者死亡后冻存的胚胎丈夫是否有权使用?冻存的胚胎是否可由患者以外的他人代孕?患者夫妇倘若离婚,该如何处理冻存的胚胎?甚至几十年后,患者夫妇均已死亡,其生前冷冻的胚胎该由谁监管和处置?这些都是当前的伦理困境。

### (三)中国年轻乳腺癌患者再生育伦理问题的解决方案

1. 充分协商沟通　协商沟通包括夫妻双方的协商沟通和医患之间的协商沟通。对于夫妻双方,罹患乳腺癌本身是小概率事件,对于没有家族史的患者及家庭来说,无异于一个意外。因此,在做出任何重大决定时,夫妻双方不仅要考虑自身利益,也要换位站在配偶的角度,考虑是否生育、何时生育等问题。夫妻应当充分听取乳腺专科医师及生殖专科医师的建议,结合疾病发展规律,避开复发高危时段,同时充分考虑患者本人意愿和配偶态度,本着对家庭及社会负责的态度,由双方协商决定,充分沟通是解决夫妻间分歧的基本原则。

对于医患之间,传统的"医者主导"的临床决策主要是以临床指南、临床实践及实验室指标为主要参考依据。这样的临床决策中,缺少了人文的关怀。因为除了治疗疾病本身,医师也应该综合关注患者这个"人",包括患者的心理需求、家庭因素和经济条件。良好的医患沟通可以针对患者所处的婚姻及经济状况,选择更为合适且个体化的综合治疗方案,尽可能照顾患者的生育要求,以避免不必要的纠纷。因此,患者需要和医师充分沟通,充分表达诉求。

此外,多学科诊疗模式(MDT)是现代医疗领域备受推崇的合作诊疗模式。MDT在打破学科之间壁垒的同时,可以综合制定出更周全、更个体化的方案。包括乳腺内科、外科、放疗科、妇产科、生殖科、肿瘤心理学科和乳腺专科护士等在内的各学科专家,也应充分协商沟通,为年轻患者制定出一个安全、实用、人性化的诊疗方案。

2.完善规章制度　《年轻乳腺癌诊疗与生育管理专家共识》明确推荐年轻乳腺癌患者及家庭可考虑辅助生殖技术,但目前我国并没有一部针对辅助生殖技术管理和实施,以及后续权利保障等各个具体层面的法律规定。《人类辅助生殖技术规范》作为管理规范,由于缺乏对诸多细节的规定,特别是在保障这些女性患者的生育权的同时,如果其隐私权、处置权、使用权受到侵犯,应该怎样追责,也缺乏明确法律依据,并不能满足愈发复杂的社会需求。各种规章制度相对社会发展总有滞后性,法律的变更也非一朝一夕,但我们需要对由此带来的各种伦理问题以及此类问题的改善办法进行思考和理性反思,提高认知,及时规范化,才能降低风险。相关法律政策及管理规范应当由行政主管部门、行业协会和相关学科专家合作,结合临床研究实践结果和中国国情,充分考虑各种已暴露的现实问题,制订出细化且人性化的政策,并进一步规范完善。只有法规达到一定层级的时候,各个部门进行合作,才能监管实施到位。

3.多中心临床研究的开展　尽管目前有一些研究和分析,提示罹患乳腺癌后在与肿瘤医师充分讨论肿瘤复发风险后怀孕,有可能是安全的,但是经治乳腺癌患者妊娠率仅为3%,比一般人群妊娠率低40%,并且样本量并不大,亚洲人群里的数据更是不足。也有专家提出,被允许怀孕的这部分患者本来也是专家筛选过的低危患者,其结论有偏倚,不宜推广。不仅如此,有限的研究仍然有很多数据盲点,例如:年轻患者最佳的怀孕时机无法准确预测,患者乳腺癌免疫组化分型是否影响怀孕,如何评估和预测肿瘤复发危险度,是否可进行患侧或对侧乳腺哺乳等。因此,开展国际多中心大样本临床试验或回顾性研究是为将来制定政策和指南提供参考的重要手段。

## 三、结语

抗癌治疗的过程中,应当以保护患者为基本原则,充分尊重患者主观意愿,充分告知生育力保存的利弊,贯彻真实的知情同意,最大限度地保存患者生育力。相关部门及社会也应当针对生育力保存带来的伦理问题给予足够关注,并进一步完善规章制度及法律、法规,为年轻乳腺癌患者提供更多的生育机会。

(王　峰　孟祥瑞)

## 案例 17　老年病房里的缓和医疗与临终关怀

### 一、案例概述

#### （一）案例描述

张某某，男，90 岁，因"反复胸闷、胸痛 20 余年，黑便 1 周，加重伴呼吸困难 1 d"为代主诉入院。入院情况：神志淡漠，精神差，痛苦面容，恶病质状态，平车推入病房，体温 37.0 ℃，呼吸 32 次/min，脉搏 90 次/min，血压 86/55 mmHg，心电监护示：呼吸波动在 30 ~ 35 次/min、心率波动在 105 ~ 135 次/min、血压波动在 80 ~ 87/50 ~ 58 mmHg，血氧饱和度波动在 82% ~ 90%，心房颤动波，入院后积极完善相关检查，结合患者症状、体征、既往病史及相关检查结果，入院初步诊断：①冠状动脉粥样硬化性心脏病 心绞痛 陈旧性心肌梗死 心律失常 持续性心房颤动 PCI 术后心功能Ⅳ级；②慢性阻塞性肺疾病急性加重 肺源性心脏病 呼吸衰竭；③重症肺部感染 感染性休克；④2 型糖尿病伴多并发症；⑤慢性肾脏病Ⅳ期；⑥高血压病 3 级极高危；⑦多发性脑梗死；⑧脑出血后遗症 吞咽障碍 肢体活动障碍；⑨消化性溃疡 消化道出血 低血容量休克；⑩重度营养不良伴消瘦；⑪电解质紊乱 低钠 低钾 低钙 低磷；⑫前列腺癌并多发骨转移 重度疼痛 尿潴留；⑬双下肢肌间静脉血栓形成；⑭皮肤压疮Ⅲ期等。给予书面告知病危、持续吸氧、心电血压指脉氧监护，申请输血，纠正休克、呼吸衰竭、心力衰竭、肾功能衰竭、水电解质酸碱失衡，抗感染、护胃、止痛，维持血压、心率、血氧饱和度、心脑肺肾功能等处理，病情无明显改善，进入临终前阶段。其间主管医师多次与患者家属充分沟通并讲明患者病情及可能风险，患者高龄，多年来反复发病住院治疗，原发基础慢性疾病多，病情复杂，此次入院后评估患者恶病质状态、极度衰弱、功能障碍、疼痛、多脏器功能衰竭、生命体征不稳、病情危重，预后及生存质量极差，已处于临终前阶段，随时有死亡可能。在与患者家属沟通患者病情的同时，征求患者家属意见是否告知患者本人目前病情及进一步可选择的治疗方案和措施，患者家属商议后同意告知患者本人并遵从患者本人意愿。经过详细周全的安排，在患者状态相对较好的一日上午，主管医护人员在老年病房里与患者及其患者 3 子 1 女（患者丧偶）进行了近距离的详尽细致沟通，患者及其家属对沟通内容表示理解，并经商议后决定放弃一切有创治疗及抢救措施，愿意接受进一步缓和医疗/安宁疗护。最终，在医护人员缓和医疗/安宁疗护及患者家属的陪伴下，患者于入院后第 20 天早 7:20 安详离世。

#### （二）医学分析

临终患者在医学上指已经判定在当前医学技术水平条件下治愈无望、估计在 6 个月内即将死亡的人，其中临床上主要包括：衰老并伴随多种慢性疾病、极度衰竭且无法挽回将死亡者，严重心肺疾病失代偿期病情危重者，脑卒中并危及生命者，恶性肿瘤晚期者，多脏器功能衰竭病情危重者，其他处于濒死状态者。本患者高龄，多年来反复发病住院治疗，原发基础慢性疾病多，病情复杂，此次入院后评估患者恶病质状态、极度衰弱、功能障碍、疼痛、多脏器功能衰竭、生命体征不稳、病情危重，预后及生存质量极差，已处于临终前阶段，随时有死亡可能。

### （三）病情处理沟通

期间主管医师多次与患者家属充分沟通并讲明患者病情风险及预后,患者高龄,原发基础慢性疾病多,病情复杂,此次入院后评估患者极度衰弱、多脏器功能衰竭、病情危重,随时有新发急症、病情加重,甚至猝死等可能,预后及生存质量极差,已处于临终前阶段,随时有死亡可能。同时病情变化随时有需要行深静脉穿刺置管术、气管切开插管呼吸机维持呼吸、胸外按压心肺复苏、心脏电除颤等抢救措施。在与患者家属沟通患者病情的同时,征求患者家属意见是否告知患者本人目前病情及进一步可选择的治疗方案和措施,患者家属商议后同意告知患者本人并遵从患者本人意愿。经过详细周全的安排,在患者状态相对较好的一日上午,主管医护人员在老年病房里与患者及其3子1女(患者丧偶)进行了近距离的详尽细致沟通,患者及其家属对沟通内容表示理解,并经商议后决定放弃一切有创治疗及抢救措施,愿意接受进一步缓和医疗/安宁疗护。

### （四）案例处理审议

临终患者作为特殊的患者和群体,尽管他们/她们的受教育程度不同、生活环境背景不同、疾病病因不同、身体状况不同、心理需求不同,但面对死亡,他们/她们都渴望躯体上的抚慰和精神上的安慰,更加需要医护和亲人的关怀照护及社会的温暖尊重。临终患者的家属同样承受着巨大的心理压力。医务工作者需要遵循人道主义原则,关心、同情和理解患者及其家属,尊重患者及其家属的选择权和决定权。社会各层面对治愈性治疗无反应的疾病终末期患者及其家属,提供包括医疗、护理、心理、伦理和社会等全方位的积极性照护,以维护患者及家属最佳的生命质量,称为临终关怀或安宁疗护(hospice care)、缓和医疗或舒缓医疗(palliative care),其核心意义在于关注患者的意愿、舒适和尊严,肯定生命的价值,不以治愈疾病为终点,不加速也不拖延死亡,支持患者积极地活着直到离世,也协助其家属在亲人患病期间以及丧亲之后的心理反应能够有所调适。该患者经评估已到生命终末期/临终前阶段,给予减轻疾病痛苦、精神支持与心理安抚、尽可能地享受人伦是患者及家属的共同愿望。主管医师已充分告知患者及家属患者病情、预估风险及可选择治疗方案,使患者及家属了解知情,并与患者及家属充分沟通征求其意见选择,尊重患者及家属决定,帮助患者家属减缓心理压力,帮助患者舒适有尊严地走向生命终点。

## 二、伦理研讨

### （一）伦理法规分析

医学伦理学的基本原则包括尊重(自主)原则、不伤害原则、有利原则、公正原则。根据《中华人民共和国民法典》:自然人享有生命权;自然人的生命安全和生命尊严受法律保护;任何组织或者个人不得侵害他人的生命权。自然人享有身体权;自然人的身体完整和行动自由受法律保护;任何组织或者个人不得侵害他人的身体权。自然人享有健康权;自然人的身心健康受法律保护;任何组织或者个人不得侵害他人的健康权。医疗伦理要求医疗人员执业过程中应遵从"自主(尊重)、有利、不伤害、公正"四大原则。生命权并不意味着人有"生存的义务",人格尊严意味着人不仅要有尊严地活着,还要有尊严地死亡。人享有生命利益,长期与病魔做斗争的患者承受着疾病带来的生理疼痛与高额医疗费用的巨大压力,选择有尊严的缓和医疗/安宁疗护这一自然逝去方式,是患者基于自己所享有的生命利益支配所带来的权力,符合医疗伦理四大原则。

2020年出台的《中华人民共和国基本医疗卫生与健康促进法》第三十二条指出"公民接受医疗卫生服务,对病情、诊疗方案、医疗风险、医疗费用等事项依法享有知情同意的权利。需要实施手术、特殊检查、特殊治疗的,医疗卫生人员应当及时向患者说明医疗风险、替代医疗方案等情况,并取得其同意;不能或者不宜向患者说明的,应当向患者的近家属说明,并取得其同意。"本案例主管医师已按照相关法律、法规要求告知患者及家属医疗风险及治疗方案,患者拒绝一切有创治疗及抢救后,对患者及家属全程、全面进行关怀和照顾,符合治疗规范。

**(二)社会学分析**

2020 年第七次全国人口普查数据显示,60 岁及以上人口为 26 402 万人,占 18.70% ,(其中,65 岁及以上人口为 19 064 万人,占 13.50% ),与 2010 年相比,60 岁及以上人口的比重上升了 5.44%。我国作为老龄化大国,老龄化社会日趋突出,近年来老年病房收治的老年危重和临终患者明显增加,先进的医疗及生命支持技术可以使患者生存时间维持更长,但人们也逐渐认识到持续、高强度和积极的治疗并非使患者从身心中获益更多。所以,针对老年危重和临终患者如何实施更有益的医疗照护一直是老年医学着重思考的伦理问题。"缓和医疗"来源于英文 palliative care,"临终关怀"来源于英文 hospice care,它们的核心都是 care,而非 treat。从最早 1879 年德国修女玛丽·艾肯亥主办收容晚期癌症患者的安宁院,到 1967 年英国医师西西里·桑德斯建立世界第一座兼备现代化医疗科技与心理照顾的医院,缓和医疗和临终关怀的最终目标是让患者减轻痛苦、安宁舒适并从容有尊严地走完人生最后一段旅程。目前世界卫生组织规定每年 10 月的第 2 个星期六为"世界临终关怀和缓和医疗日",提出缓和医疗的三大原则:重视生命并承认死亡是一种正常过程;不加速也不拖延死亡;提供解决临终痛苦与不适的办法。随着社会的进步与发展,缓和医疗的定义和实践也在不断地认定、提高与改善,将同时兼顾到"躯体、心理、社会、灵魂",除医师、护士外,让志愿者、社工、心理师、理疗师等人员都参与进来,为患者及其家庭提供最好、最全面的帮助。另外,缓和医疗与临终关怀已不仅仅是一项医学问题,同时还是政治与经济问题。

我国一直致力于老年人疾病健康防治,并出台与实施了一系列有建设性意义的保障措施。如 2016 年国务院印发《"健康中国 2030"规划纲要》指出促进健康老龄化,推进老年医疗卫生服务体系建设,为老年人提供治疗期住院、康复期护理、稳定期生活照料、安宁疗护一体化的健康和养老服务,促进慢性疾病全程防治管理服务同居家、社区、机构养老相结合。加强老年常见病、慢性疾病的健康指导和综合干预。推动开展老年人心理健康与关怀服务、居家老人长期照护服务发展,建立多层次长期护理保障制度。

2017 年《国务院关于印发"十三五"卫生与健康规划的通知》提出了完善治疗-康复-长期护理服务链,加强老年病、慢性疾病管理,健全老年康复体系的要求,重点发展社区健康养老服务,提高基层医疗卫生机构为居家老年人提高上门服务的能力,鼓励基层医疗卫生机构增设老年养护、安宁疗护病床。

2020 年国家卫生健康委员会《关于建立完善老年健康服务体系的指导意见》提出加强安宁疗护服务:根据医疗机构的功能和定位,推动相应医疗卫生机构按照患者"充分知情、资源选择"的原则开展安宁疗护服务,开设安宁疗护病区或床位,有条件的地方可建设安宁疗护中心,加快安宁疗护机构标准化、规范化建设。积极开展社区和居家安宁疗护服务。探索建立机构、社区和居家安宁疗护相结合的工作机制,形成畅通合理的转诊制度。建立完善安宁疗护多学科服务模式,为疾病终末期患者提供疼痛及其他症状控制、舒适照护等服务,对患者及家属提供心理支持和人文关怀。

**三、结语**

老年患者是一类特殊的群体,往往机能减退、体质衰弱、多病共存且心理敏感,医疗机构及其医务人员需个体化疗护、因地制宜,尊重患者的生命权、选择权,在疾病终末期以减轻患者疾病痛苦的同时帮助他们/她们正确面对生命的终结。缓和医疗是真正的不抛弃、不放弃、不惧怕、不痛苦地离去,使患者能更加从容地善终。

**附:我国相关法律、法规《中华人民共和国民法典》相应条文**

第九百九十条 人格权是民事主体享有的生命权、身体权、健康权、姓名权、名称权、肖像权、名誉权、荣誉权、隐私权等权利。

第一千零四条 自然人享有健康权。自然人的身心健康受法律保护。任何组织或者个人不得侵害他人的健康权。

第一千零五条 自然人的生命权、身体权、健康权受到侵害或者处于其他危难情形的,负有法定救助义务的组织或者个人应当及时施救。

第一千一百三十四条 自书遗嘱由遗嘱人亲笔书写,签名,注明年、月、日。

第一千一百三十五条 代书遗嘱应当有两个以上见证人在场见证,由其中一人代书,并由遗嘱人、代书人和其他见证人签名,注明年、月、日。

第一千一百三十八条 遗嘱人在危急情况下,可以立口头遗嘱。口头遗嘱应当有两个以上见证人在场见证。危急情况消除后,遗嘱人能够以书面或者录音、录像形式立遗嘱的,所立的口头遗嘱无效。

**我国相关法律、法规《中华人民共和国基本医疗卫生与健康促进法》相应条文**

第五条 公民依法享有从国家和社会获得基本医疗卫生服务的权利。国家建立基本医疗卫生制度,建立健全医疗卫生服务体系,保护和实现公民获得基本医疗卫生服务的权利。

第二十五条 国家发展老年人保健事业。国务院和省、自治区、直辖市人民政府应当将老年人健康管理和常见病预防等纳入基本公共卫生服务项目。

第二十八条 国家发展精神卫生事业,建设完善精神卫生服务体系,维护和增进公民心理健康,预防、治疗精神障碍。国家采取措施,加强心理健康服务体系和人才队伍建设,促进心理健康教育、心理评估、心理咨询与心理治疗服务的有效衔接,设立为公众提供公益服务的心理援助热线,加强未成年人、残疾人和老年人等重点人群心理健康服务。

第三十二条 公民接受医疗卫生服务,对病情、诊疗方案、医疗风险、医疗费用等事项依法享有知情同意的权利。需要实施手术、特殊检查、特殊治疗的,医疗卫生人员应当及时向患者说明医疗风险、替代医疗方案等情况,并取得其同意;不能或者不宜向患者说明的,应当向患者的近家属说明,并取得其同意。法律另有规定的依照其规定。

(李晓丽 田 华)

## 案例 18　肿瘤晚期危重患者家属要求放弃治疗

### 一、案例概述

#### (一)案例描述

孟某某,男,69 岁,因"胃癌伴腹腔淋巴结转移"入我院行"胃癌根治术",术后患者出现感染性休克、多脏器功能衰竭,已处于昏迷状态,在郑州大学第一附属医院外科 ICU 治疗。患者预后差,死亡风险极高,治疗费用高,家属经济条件差。家属商议后决定放弃治疗,要求停用全部药物并签署了《放弃治疗知情同意书》。患者处于感染性休克状态,血压低,停用抗生素及血管活性药物后将很快死亡,家属要求停用全部药物,但是临床医师能否下达停药医嘱? 这种医疗行为是否符合医学伦理?

### (二)医学分析

本案例中老年肿瘤晚期患者,行"胃癌根治术"后出现感染性休克、多脏器功能衰竭,已处于昏迷状态,在郑州大学第一附属医院外科 ICU 治疗。患者短期及长期预后均差。当前由于患者免疫力差,感染难以控制,已出现多脏器功能衰竭,虽经积极治疗,短期内死亡风险也极高。其本身为肿瘤晚期患者,长期预后同样很差,生活质量差。其前期手术治疗等已花费巨大,在 ICU 中治疗费用高,患者家属经济条件差,难以支撑继续治疗的费用。因此家属提出停用全部药物的要求。在与家属充分沟通的前提下,家属签署了《放弃治疗知情同意书》,临床医师向医学伦理委员会提交申请,并在医务处进行了备案。

### (三)病情处理沟通

郑州大学第一附属医院外科 ICU 主任与患者家属进行了充分的沟通:患者基础病为胃癌,已经存在腹腔淋巴结转移,长期预后差。目前处于感染性休克状态,同时合并有心、肺、肾多器官功能衰竭,昏迷,病情凶险,病情得到缓解的概率渺茫,死亡率极高。继续治疗面临的问题是病情好转的希望很小,后续治疗仍需要大笔的费用,家属很可能会面临人财两空的结果。如果家属希望继续治疗,我们将继续积极抢救患者。如果家属要求放弃治疗,则需要签署《放弃治疗知情同意书》,在医学伦理委员会审批通过后执行,并在医务处进行备案。医师只能把患者的病情如实相告,但是最终的选择权还在于家属。

### (四)案例处理审议

医院医学伦理委员会审议后同意了患者家属放弃治疗的要求。理由是:关于放弃医学治疗,目前我国没有相关的法规。2014 年北京市卫生法学会颁布了《规范放弃治疗行为专家共识》可作为参考。共识中明确提出了六项放弃治疗必须遵循的原则:①患者自身疾病预后极差,并且病情已经恶化到不可逆转的状态。②治疗之放弃与患者当时或曾经做出的任何意愿表示不相违背。③患者清醒时,放弃治疗的要求只能由患者本人提出,患者不清醒时,放弃治疗的要求只能由患者的直系家属提出。④在患者直系家属的范围内没有任何人提出异议。⑤提供食物与饮水,或以静脉输液方式维持水和电解质平衡,不属于放弃治疗的范畴。⑥患者签署授权委托他人代为行使知情同意权的文书,不能作为被授权人代替患者本人做出放弃治疗行为的依据。患者目前情况符合以上六项原则,同意家属拒绝全部药物治疗的要求,但仍需以静脉输液方式维持水和电解质平衡。

## 二、伦理研讨

### (一)伦理法规分析

放弃治疗是指对不可治愈的患者,根据本人及其家属的意愿要求终止治疗行为。放弃医学治疗是关乎患者生命权的重大决定,它已经超出了临床医师的执业能力范畴,其需要临床医学、伦理学、法学和社会学等多领域专家的共同决策。2014 年北京市卫生法学会颁布了《规范放弃治疗行为专家共识》,共识中明确提出了六项放弃治疗必须遵循的原则(如上文所述),是目前可以参考的执行标准。同时共识还给出了一些具体情形的建议。

1. 患方提出放弃使用尚未应用的呼吸机辅助通气治疗手段,或者是已经使用呼吸机辅助通气治疗的患者因符合脱机条件而脱机后,因病情变化又需要使用呼吸机而患方放弃使用的情形,医疗提供者可以在完善书面的放弃治疗手续后,放弃使用呼吸机辅助通气治疗。

2. 已经持续应用呼吸机辅助通气治疗的患者,如患方提出撤除呼吸机,但撤除呼吸机的行为将立即导致患者死亡时,建议医疗提供者即使在完善书面的放弃治疗手续后,仍维持呼吸机的使用,但可以不再调整呼吸机的参数。

3. 已经持续应用呼吸机辅助通气治疗的患者,如患者提出自动离院,但离院时撤除呼吸机的行为将立即导致患者死亡时,建议改用简易呼吸器维持通气,在患方自行使用简易呼吸器维持通气的前提下离开医院。

### (二)案例处理分析

治病救人是医师的天职,而在本案例中,患者家属在患者病情恶化不可逆转的情况下提出拒绝药物治疗的要求,这意味着放弃了患者生存的希望。这样的要求让临床医师很难去执行。但是从患者家属的角度去考虑的话,患者目前正承受着气管插管、各种输液管路,以及疾病本身造成的痛苦,继续坚持治疗,最终患者仍极可能死亡,让患者在生命最后的时间里承受种种痛苦是家属不愿看到的;另外,继续治疗的高昂费用导致患者的家庭负债累累,家属可能需要在随后的数年或者十余年时间里来还清这些债务,而这种付出极可能无法改变患者死亡的结局,这种情况下,家属放弃治疗的意愿是可以理解的。作为医师根本职责是最大限度地维护患者"生"的权利,但面对全身插满各种支持治疗的管道、依靠先进的仪器设备维持治愈无望的生命,是继续治疗还是放弃治疗,这也是医师不得不审慎考虑无效治疗和放弃治疗的主要原因。在本案例中,医师按照2014年北京市卫生法学会颁布的《规范放弃治疗行为专家共识》的要求,对患者情况进行了评估,并提交医学伦理委员会审批。经审议,医学伦理委员会同意了该申请,同时注明:仍需以静脉输液方式维持水和电解质平衡。本案例中,患者家属放弃治疗后医师继续给予了患者糖盐水等必要的输液,同时在监护护理方面做到尽职尽责,在患者生命即将走到尽头之际,家属要求出院,并签署了《自动出院知情同意书》,自行联系了救护车,医师为患者办理了出院手续。

### (三)社会学分析

如本案例中这样的恶性疾病晚期患者其实数量不在少数,患者及家属对于治疗的选择也是不尽相同,其根本原因与受教育程度、经济情况、家庭关系等社会因素紧密相关。患者对自己疾病治疗方案的选择,是患者的权利,但是如果患者要求行使这种权利放弃治疗,医师该如何做? 现在关于这种情况还没有相关的法规。目前只有参考北京市卫生法学会颁布了《规范放弃治疗行为专家共识》。希望这方面的法规能够尽快完善,让患者行使权力和医师执行相关操作都做到有法可依。只有做到有法可依、有规可循,才能最大范围的保障患者和医师的利益。

### 三、结语

患者对治疗选择权的行使要有法可依,医师在执行过程中要有规可循,这样既保护了患者的权利,同时也保护了医师的利益。

#### 附:我国相关法律、法规

《医疗机构管理条例》第三十三条:医疗机构施行手术、特殊检查或者特殊治疗时,必须征得患者同意,并取得其家属或者关系人同意并签字。

《中华人民共和国医师法》第二十六条:医师应当如实向患者或其家属介绍病情,但应注意避免对患者产生不利后果。

《中华人民共和国民法典》:医务人员在诊疗活动中应当向患者说明病情和医疗措施。

《中华人民共和国民法典》第十二条规定:十周岁以上的未成年人是限制民事行为能力人,可以进行与他的年龄、智力相适应的民事活动;其他民事活动由他的法定代理人代理,或者征得他的法定代理人的同意。不满十周岁的未成年人是无民事行为能力人,由他的法定代理人代理民事活动。第十三条规定:不能辨认自己行为的精神患者是无民事行为能力人,由他的法定代理人代理民事活动。不能完全辨认自己行为的精神患者是限制民事行为能力人,可以进行与他的精神健康状况相适应的民事活动;其他民事活动由他的法定代理人代理,或者征得他的法定代理人的同意。第十四条规定:无民事行为能力人、限制民事行为能力人的监护人是他的法定代理人。

（冯　敏　郭　铁）

## 案例 19　日本多系统萎缩患者赴瑞士安乐死

### 一、案例概述

#### （一）案例描述

2015 年,48 岁的日本人小岛美奈被诊断出患有多系统萎缩。刚开始,小岛美奈积极配合治疗,但她的疾病状况没有得到控制,身体状况不断恶化,她的肌肉逐渐萎缩由最初的手拿不起东西,走路容易摔倒,慢慢到要靠轮椅行动,并逐渐丧失了自理能力。2017 年,小岛美奈在疗养院看到了仍然有意识却只能依靠呼吸机和胃管生存的多系统萎缩患者,她仿佛看到了将来的自己,回到家后,小岛美奈尝试上吊自杀,但由于太过虚弱,自杀失败了。后来小岛美奈得知了安乐死,然而安乐死在日本是不合法的,事实上,世界上承认安乐死的国家本来就不多,并且只有瑞士能够为外籍人士提供安乐死服务,于是,小岛美奈向瑞士一家名为"Life Cycle"的安乐死机构递交了安乐死申请。由于她担心几个月后,自己的身体状况太差可能导致不能乘坐航班抵达瑞士,为了让自己尽快能够实现安乐死,小岛美奈给这家机构发送了加急邮件。小岛美奈的家属感同身受她的痛苦,但对于小岛美奈安乐死的决定虽然理解却并不支持。小岛美奈在得到瑞士机构的许可回复之后,很快和家属抵达了瑞士。医师首先对她进行了身体和心理的各项检查,确认了她符合安乐死的条件,在执行安乐死亡之前,医师给小岛美奈留下 2 d 的时间来慎重考虑,如果她改变主意,随时可以返回日本。2 d 后,小岛美奈经过慎重考量,还是选择接受安乐死亡。2018 年 11 月 28 日,小岛美奈和家属来到安乐死机构,在摄像机的实时记录下,医师将输液开关交到她的手中,并告诉她只要打开它,几分钟之内就能没有痛苦地离开人世;当然此时,她依然可以选择结束这场"自杀之旅"。小岛美奈自己打开了结束生命的开关,在生命的最后几分钟,她感谢了陪伴在自己身边的家属,她说自己感到很幸福。4 min 后,小岛美奈平静地离开了人世,她的生命永远定格在了 52 岁。她的骨灰由家属撒在了瑞士的河流里。

### （二）医学分析

多系统萎缩是一种快速进展的罕见神经退行性疾病,该病起病隐匿,进展快,患者会逐渐失去身体机能,最后只能依靠呼吸机来维持生命,患者平均生存期只有 6 ~ 10 年,该病尚无有效治疗方法,预后极差,给患者及其家庭带来极大的负担。多系统萎缩对小岛美奈的生理和心理都造成了极大的伤害。几年间,小岛美奈感受着自己的身体逐渐被病魔蚕食却无能为力,她明白,如果不进行安乐死,在病床上痛苦地死去将会是自己的最终结局。

安乐死分为"积极安乐死"和"消极安乐死",相比于积极安乐死通过药物或其他手段加速患者的死亡,消极安乐死是指在患者所患疾病现有医疗技术不能治愈,患者临近死亡且忍受强烈痛苦时,放弃患者的治疗,避免无效医疗,维护患者尊严。小岛美奈选择的则是积极安乐死,通过静脉输入安乐死药物,她仅用 4 min 就离开了人世,不用经受消极安乐死带来的痛苦漫长的临终过程。

### （三）病情处理沟通

医师在对小岛美奈提供安乐死服务之前,对她的病情进行了评估,确认了她所患的多系统萎缩目前无法治愈,且她正在忍受病痛的折磨,并对小岛美奈的心理进行评估,确定进行安乐死是她意识清楚时做出的决定,反复多次确认,小岛美奈是自愿选择安乐死,告知她和她的家属安乐死流程,小岛美奈还需签署自愿安乐死协议,以及在执行安乐死过程中录像,以便为警方提供证据。医师与小岛美奈多次确认以及对小岛美奈的生理和心理状况进行评估是对生命敬畏的表现,医师和患者之间充分的沟通和规范的安乐死流程减少了不法分子的可乘之机,保护了患者,也保护了医师。

## 二、伦理研讨

### （一）伦理法规分析

目前法律允许实施安乐死的国家有荷兰、哥伦比亚、比利时等。只有瑞士允许对外籍人士执行"协助自杀",所以瑞士成了世界"安乐死的中心",每年都有一群赴瑞士的"安乐死旅行者"。即便是在瑞士,也规定医护人员只能提供药物或工具,而最后结束生命需要患者自己执行,即协助自杀。

"治病救人"不是现代医学的唯一目的,死亡是人类生命过程中不可避免的一部分,不惜一切代价追求生命的延长是错误的。我国法律虽然不允许安乐死,却也用其他方式表达着对生命的尊敬,例如,临终关怀,指对患者采取限制性的医护措施,如镇静镇痛、人文关怀等方式,为患者缓解临终带来的不适和痛苦,让患者有尊严地走完人生最后一段旅程。相较于为患者治病,临终关怀的医护更倾向于努力减少患者的痛苦,让患者在生命的最后阶段感到舒适。在中国安乐死虽然没有合法化,但近些年关于安乐死合法化的声音一直存在。

### （二）案例处理分析

生是偶然,死是必然,"生"与"死"共同构成了完整生命的内涵,小岛美奈和她的家属能够坦诚地面对这一现实,是值得被尊敬的。日本安乐死不合法,瑞士却能为外籍人士提供"协助自杀"服务,这使饱受疾病折磨的小岛美奈在生命末期从日本奔赴瑞士,遗体也没能回国,这看似缺乏人道主义,然而对于安乐死是否应该合法化这一议题,长期以来广受争议,这不仅是一个法律、医学问题,也是一个伦理、哲学问题,各国都有自己的考量,也无可厚非。

安乐死的适用对象在不同的允许安乐死的国家并不完全相同,但是一般的适用对象包括癌症末期患者、濒死患者,或是忍受巨大痛苦且现代医疗无法治愈的患者。正在忍受病痛且康复无望的小岛美奈就属于瑞士安乐死的适用对象,所以瑞士安乐死机构同意为她提供安乐死服务。

### （三）社会学分析

各个国家和地区因文化、宗教、种族和历史的不同,死亡观和伦理观也不同,安乐死的应用情况有较大差异。即便是同一国家,同一地区的人对安乐死的看法也不尽相同。

安乐死合法之后会带来一系列问题,作为一种合法杀人的手段,安乐死有可能被当作谋杀的工具,患者的本意是否会被有心之人扭曲? 谁又能确定一个人选择安乐死一定是出于自己的本愿? 而享有合法杀人权的医师,在为患者执行安乐死时能否做到公平、公正,是否还会保持对生命的敬畏? 这一系列问题不是简单的法律问题。

在中国,受传统死亡观、伦理观影响,人们认为死亡象征着黑暗和恐惧,不能坦然地面对死亡,在言语中避讳谈及死亡,尤其是对于重症患者和老年人。再者,医师和家属往往希望尽量延长患者的生命,而容易忽略其生命质量。一般人都希望亲人能寿终正寝,但是受传统孝道的影响,放弃对处在疾病末期亲人的无效医疗仍是难以启齿的,即便亲人正在遭受着治疗的痛苦,对临终老人实施安乐死更是会被世人认为是不孝的行为,会遭到社会舆论谴责。这些观念都限制着安乐死在我国的发展。

## 三、结语

如果患者在生命终末期仍然接受侵袭性治疗,饱受疾病本身与治疗带来的双重痛苦,生理与心理的双重伤害,在痛苦和呻吟中离去,便谈不上任何尊严。"避免死亡"不是医疗的最终目的,当现有医疗手段不能治愈临终患者,并且不能改善患者的生命质量时,"安乐死"能有效减轻患者痛苦,维护患者在生命末期的尊严。总之,人们能够直面死亡,看重死得尊严,是社会进步的表现。

(张　毅　赵　璇)

## 案例20　等待心肺联合移植患者妻子提出离婚

### 一、案例概述

#### (一)案例描述

患者王某某,男,30 岁。以"活动后胸闷伴呼吸困难 20 余年,加重 1 年"为主诉入院,20 年前,活动后出现胸闷伴呼吸困难,无胸痛、发热、盗汗等不适,未行任何治疗。1 年来患者上诉症状较前加重。胸部 CT 检查:①肺部炎症;②双肺多发小结节。心脏彩超示:①室间隔缺损;②右室大;③三尖瓣中度关闭不全;④肺动脉高压(重度);⑤左室收缩功能下降。以"①室间隔缺损;②肺动脉高压(重度)"住院。根据患者病情,需要进行心肺联合移植手术,术前身体状况及检查示:体温 36.50 ℃,脉搏 76 次/min,呼吸 19 次/min,血压 115/82 mmHg,神志清,精神可,口唇发绀、杵状指,全身发绀,双肺呼吸音可,未闻及明显干、湿啰音。心脏浊音界扩大,第二心音亢进。腹部查体未见明显异常。心前区无隆起,心尖搏动不可明视,触诊心尖搏动于第 5 肋间左锁骨中线外侧约 1.0 cm 处,未触及心前区震颤,听诊心率 110 次/min,律齐,于胸骨左缘第 3、4 肋间可闻及 3/6 级收缩期喷射样杂音。未闻及心包摩擦音。血常规:红细胞计数 $6.75 \times 10^{12}$/L(↑),血红蛋白 206 g/L,血小板计数 $79 \times 10^9$/L(↓),乳酸脱氢酶 265 U/L(↑),α-羟丁酸脱氢酶 205 U/L(↑),镁 1.06 mmol/L(↑),二氧化碳结合力 20.9 mmol/L(↓),葡萄糖 3.14 mmol/L(↓);血气全项:氧分压 58.00 mmHg(↓),总血红蛋白 216.80 g/L

（↑），氧饱和度 88.20%（↓），氧合血红蛋白 86.30%（↓），乳酸 2.38 mmol/L（↑），全血总二氧化碳 17.80 mmol/L（↓），红细胞压积 65.10%（↑），实际碱剩余 −2.60 mmol/L（↓）；心脏超声：先天性心脏病，室间隔缺损（膜周部）；右室增大，右室壁增厚，肺动脉增宽，肺动脉高压（重度）；室间隔及左室壁搏动幅度普遍减低左心功能下降（收缩+舒张）；主动脉窦部增宽；三尖瓣轻度关闭不全；心电图提示：右心室肥大。冠脉 CTA+肺动脉 CTA 示：①左冠优势型冠脉，右冠起源于右冠窦上方。所示右心室增大；室间隔缺损。②主肺动脉增宽，提示肺动脉高压；肺动脉 CTA 未见明确栓塞征象，请结合临床。③双肺炎症，较前变化不大。双肺多发结节，较前相仿，建议动态观察。左侧局限性胸膜增厚。等待心肺联合移植供体期间，患者妻子因患者病情复杂，心肺联合移植手术所需花费较高，术中及术后风险较大，不愿意承担手术费用及风险，害怕人财两空，提出离婚诉讼。患者因离婚诉讼而出院。

### （二）医学分析

患者肺动脉高压以呼吸困难为主要症状，活动耐力下降，活动性呼吸困难，随病情进展，呼吸困难在不活动时也出现，伴心悸、乏力。当病情严重发生左心衰竭时，会有口唇以及皮肤发绀等严重缺氧，以及咳粉红色泡沫样痰。患者会出现少量咯血症状，偶有大量咯血，严重时可能导致窒息，危害生命。

心肺联合移植指将供体心脏和双侧或单侧肺脏，同时植入受体胸腔，取代受体终末期病变的心脏和肺脏。Cooley 于 1968 年成功施行世界首例心肺联合移植手术。心肺联合移植常用于：晚期肺病合并难治性左心衰竭。双肺移植能同时改善重度肺动脉高压和右心衰竭，如果重度肺动脉高压患者左心功能正常，可优先选择行双肺移植。部分终末期肺病合并心脏功能或结构异常患者，可同期行心脏手术（例如先天性心脏病修补术、冠状动脉旁路移植术和心脏瓣膜替换或修复术）和双肺移植。

患者病情严重影响其生活质量，无法劳动、工作，患者需协助氧疗，等待心肺供体，进行心肺联合移植手术。现阶段医学技术无其他有效治疗方案。

### （三）病情处理沟通

肺移植外科主任与患者及家属沟通，患者肺动脉高压（重度）、室间隔缺损，需进行心肺联合移植手术治疗，但手术需要几十万，费用较高，术中及术后风险较大，心肺供体时间不能确定。患者妻子要求离婚，手术暂时不做。告知患者及家属出院后的相关风险及注意事项，如院外期间有合适的供体，患者却无法入院进行手术；患者病情于院外加重，无法及时紧急救治，延误病情等。同时主任与主管医师告知患者及家属，建议患者继续住院治疗，等待心肺供体。患者表示理解，但仍坚持出院。

### （四）案例处理审议

经过移植医学伦理委员会受理申请并进行了审议，该伦理委员会成员认为，患者为等待心肺联合移植患者，病情有突然加重风险，甚至死亡，应在医院继续等待供体，完成心肺联合手术。妻子对患者现阶段应进行适当的医疗及生活照顾。最终妻子向法院提出离婚诉讼。

## 二、伦理研讨

### （一）伦理法规分析

婚姻自由权利是《中华人民共和国宪法》第四十九条明确规定的公民基本权利，其内容包括结婚自由和离婚自由。当然任何自由都不是绝对的自由，都是法律范围内的自由，都必须是符合法律规定的自由。离婚自由也不例外，也是法律范围内的自由，只要符合法律规定的离婚条件就可以通过诉讼实现离婚目的。《中华人民共和国民法典》在确定了离婚自由的同时,也规定了夫妻相互扶养的义务;离婚时,一方生活困难,另一方应当给予适当帮助的义务,以及出现遗弃情况,受害人提出请求时,应支付扶养费的义务。

相互扶养、支付扶养费义务的前提是夫妻关系存续期间,夫妻之间的义务。法院在审理离婚诉讼时考虑的是夫妻双方感情是否确已破裂,如果夫妻感情确已破裂、一方有生活有困难则在分割夫妻共同财产时予以考虑。

### (二)案例处理分析

医务人员根据患者检查结果及疾病的诊断与治疗,决定给患者实施心肺联合移植手术,与患者及家属充分沟通病情,手术产生的费用,术中及术后可能产生的风险,按程序进行了充分告知。患者及妻子已知晓病情、手术费用、手术风险、预后等情况。妻子提出离婚诉讼,夫妻之间有相互抚养的义务,但也不能阻止对方离婚的权利,但患病一方也有不同意离婚的抗辩,如同意离婚,可以在分割共同财产时予以生活照顾,多分一些财产。根据我国《中华人民共和国民法典》规定,一方有重大疾病并不是法定不予判离的情形,法院判决离婚的标准是夫妻感情,但是会考虑到患病一方特殊情况,在共同财产分割和困难补助上,给予适当的照顾。且心肺联合移植患者因自身情况已无法通过劳动去维持生活,心肺移植手术费用高,风险大有目共睹。患者配偶因不愿共同承担移植费用及风险,提出离婚,对于患者来说是非常自私的一种行为。若因离婚所致患者病情恶化,患者配偶更是需承担其社会责任。

### (三)社会学分析

心肺联合移植是治疗终末期心肺功能衰竭的最有效手段,限于供体器官的严重短缺,手术难度大,风险高,目前国外施行的心肺移植数量日渐减少。远期疗效也不甚理想,国际上平均中位存活时间仅为3.2年。我国心肺联合移植总量较少,长期存活的经验仅见个例报道。

婚姻问题现如今是社会影响较大的问题。随着离婚率逐步升高,《中华人民共和国民法典》也相对做了及时完善。俗话说"夫妻本是同林鸟,大难临头各自飞",此案例完全展示了这句名言。希望政府对于婚姻上,一方患重病,另一方要求离婚,出台更有利的法律措施,也希望夫妻关系的两人能坚持携手同行,相互扶持,共同克服困难。

## 三、结语

患者重病,需要心肺联合移植手术,妻子要求离婚,双方产生矛盾的主要原因是男方患病,加重了家庭生活负担,妻子担心人财两空,女方以此为由提出解除婚姻关系,有悖伦理道德,通常不应当判决离婚。《中华人民共和国民法典》规定夫妻有互相扶持的义务,但是由于现有法律并没有明确规定夫妻一方患重病,配偶不得提出离婚的规定,所以也是有可能判决离婚的。对于移植手术来说,费用也确实很高。希望社会和政府在调解婚姻问题的同时,出台一些适当的医保优惠政策给移植患者等。

**附:我国相关法律、法规《中华人民共和国民法典》相应条文**

第一千零七十八条　婚姻登记机关查明双方确实是自愿离婚,并已经对子女抚养、财产以及债务处理等事项协商一致的,予以登记,发给离婚证。

第一千零七十九条　夫妻一方要求离婚的,可以由有关组织进行调解或者直接向人民法院提起离婚诉讼。人民法院审理离婚案件,应当进行调解;如果感情确已破裂,调解无效的,应当准予离婚。有下列情形之一,调解无效的,应当准予离婚:①重婚或者与他人同居;②实施家庭暴力或者虐待、遗弃家庭成员;③有赌博、吸毒等恶习屡教不改;④因感情不和分居满二年;⑤其他导致夫妻感情破裂的情形。一方被宣告失踪,另一方提起离婚诉讼的,应当准予离婚。经人民法院判决不准离婚后,双方又分居满一年,一方再次提起离婚诉讼的,应当准予离婚。

第一千零九十条　离婚时,如果一方生活困难,有负担能力的另一方应当给予适当帮助。具体办法由双方协议;协议不成的,由人民法院判决。

（赵高峰）

## 案例 21　肺癌患者的非预期出院

### 一、案例概述

#### （一）案例描述

患者李某,男性,68岁,农民。患者有吸烟史20余年,平时家庭氧疗,间断无创呼吸机辅助呼吸,并用解痉化痰药物等治疗。患者家庭和睦,爱人已故,本人有城镇居民医保,有1子1女,家庭经济收入不稳定。此次因反复咳嗽、咳痰、胸闷、喘息20余年,加重伴发热1周入院治疗。入院查体神志清,精神差,右侧锁骨上有肿大淋巴结,约1.1 cm×0.9 cm。体温38.3 ℃、血压124/75 mmHg、呼吸25 次/min,桶状胸,双肺呼吸音粗,可闻及散在干湿啰音;血气分析提示Ⅱ型呼吸衰竭;入院诊断:慢性阻塞性肺疾病急性加重,Ⅱ型呼吸衰竭;给予吸氧、间断无创呼吸机维持呼吸功能,并抗感染、解痉化痰等治疗,患者咳嗽、咳痰症状有好转,体温有好转。住院期间查胸部CT提示:双肺纹理增粗紊乱,右下肺见软组织肿块影,大小约3.1 cm×2.9 cm。因患者右下肺肿块影,性质、边界不清楚,为明确病变的性质,管床医师与家属谈话并签订知情同意书后,行经胸壁细针穿刺肺活检,病理学提示鳞状细胞癌。右侧锁骨上淋巴结细针穿刺细胞学提示癌。诊断为肺癌(鳞状细胞癌,$T_3N_2M_1$,Ⅳ期)。肺癌治疗方案有手术治疗、放疗、化疗等,但患者肺癌Ⅳ期,无手术适应证,可选择化疗和放疗,因患者高龄,一般情况差,平时使用氧疗及其他药物等治疗措施。管床医师与患者家属充分沟通告知放疗、化疗的风险及治疗费用。放化疗可能会影响心、肺等重要脏器功能,或出现过敏反应、血白细胞下降、发热、出现难治性的感染等情况,肿瘤的治疗对患者本人来说风险很大,出现不良反应后严重影响患者的生活质量。医师告知放,化疗的可能的结果和放弃治疗的后果。患者儿女考虑到风险大,怕出现不良后果、患者无法耐受并且治疗费用高,商量后拒绝放疗、化疗,要求继续之前的治疗和中药治疗。待患者发热、咳嗽、咳痰好转后出院回家。患者本人清醒,能独立思考问题,但因为医师和家属未告知,整个过程中对于肺癌的治疗决策没有参与。

#### （二）医学分析

因为患者此次入院时为慢性阻塞性肺疾病急性加重,Ⅱ型呼吸衰竭。在治疗期间发现肺癌(鳞状细胞癌,Ⅳ期)。肺癌在所有肿瘤中发病率和死亡率较高,虽然有许多新的诊断方法和治疗方法,但发现时大多处于肿瘤晚期。肺癌的治疗为多学科综合治疗,包括外科手术治疗、化疗、放疗、分子靶向药物治疗、免疫治疗等。在医疗上医师综合考虑患者情况后可采用有计划的放疗、化疗、靶向治疗等，达到最大限度的抑制肿瘤生长，延长患者的生存期，提高生活质量。手术治疗是早期肺癌的最佳治疗方法，但该患者肺癌晚期，无手术治疗机会。医师考虑患者的情况可行放疗或化疗，患者高龄、情况差，行为状态评分>2分，治疗风险高，放化疗中潜在的毒性反应大，化疗中可能严重的胃肠道反应、血细胞减低、出现感染难控制或真菌、病毒等难治疗的感染或胸闷加重的可能。患者计划从放疗及化疗中获益，但一般情况差，出现严重不良反应，对放化疗的不良反应不能耐受而病情加重、生活质量下降的可能大，后果难以预期，需要家属考虑是否能够接受。另外肿瘤治疗医疗费用大，会影响整个家庭，患者家属再三考虑后放弃放化疗。

## 二、伦理研讨

### （一）案例处理分析

1. 在上述案例中，患者高龄，既往有慢性阻塞性肺疾病，基础肺功能较差。此次入院诊断为肺鳞状细胞癌（Ⅳ期），没有手术机会，需要进行放疗或化疗。医师将疾病情况与家属沟通，家属考虑到患者一般情况差，平素的呼吸功能不佳，生活质量低，如果接受化疗或放疗，患者不能耐受可能大，再进行肿瘤治疗，可能会严重影响患者的生存质量。另外恶性肿瘤治疗费用高，预后不佳，患者虽然有城镇居民医保，但家庭经济情况一般，承担高额的治疗费用，增加患者的痛苦及延长了患者的生存期。医师与家属充分沟通，家属考虑患者的情况、病情的发展、家庭实际情况放弃肿瘤的放化疗。

2. 在此案例中医师在处理中的不足之处，在于患者家属放弃了肿瘤的放化疗。患者本人是能独立思考问题的，但这个决定患者本人没有参与。虽然不论由医师或者家属告知患者本人，可能对他造成较大的打击，患者可能出现紧张、恐惧、悲观等情绪，对治疗或康复不利，但医师和患者家属不与患者本人沟通，患者本人的意见没有纳入参考。在伦理学上患者子女考虑得不周全，可能与患者本身的意愿相违背，而医师也遗漏了这部分。

### （二）伦理法规分析

1. 医师本着救死扶伤的原则，依据循证医学证据如指南，推荐患者和家属选择是相应的治疗方案，目的在于延长生存期，提高生活质量。提供相应的治疗信息是为了患者的健康利益。但患者情况差，治疗风险较高，治疗是否能达到预期效益，或者可能经治疗后患者出现严重的不耐受、病情加重等情况，需要与患者家属沟通，是否采用此项治疗。

2. 涉及知情同意与保护性医疗的冲突。对于有充分理解力的患者在知情同意中有自由选择的权利。治疗中应尊重患者的自主性。保护性医疗是在医疗中，医疗一方为避免医疗非技术因素可能对患者身体和心理造成的伤害，从而影响患者疾病的治疗所采取的防御性措施。预后不良的患者或心理素质较差的患者，在知道自己疾病的真实情况后可能影响治疗、并使病情恶化或加速死亡。在这种情况下，长期以来采取隐瞒真实病情的做法来施行保护性医疗，是从患者的健康或生命出发，防止患者因绝望放弃治疗、拒绝治疗，增大治疗难度。

另外治疗方案在患者及家属知情同意的基础上进行。由于医患双方信息的不对称，医师应告知患者及家属治疗和放弃治疗会出现的后果，治疗可能出现的收益和不良反应。在是否告知患者病情方面，如果强调知情同意，肺癌预后较差，会影响患者的治疗或加速疾病的进展，患者可能也会因为不想进一步增加自己的痛苦和家庭的负担而放弃放化疗。如果强调保护性医疗而不及时告知患者，选择将病情告知家属，医师应全面了解患者情况，做保护性医疗的选择，不违背知情同意的原则。但患者本人有自主决策能力，患者本人的意愿需要考虑，如果出现患者与其子女意愿无法统一时，医师应尊重患者本人的意愿。

### （三）伦理情理讨论

患者基础有慢性阻塞性肺疾病，呼吸衰竭，此次发现晚期肿瘤，医师就疾病本身提供的治疗方案，治疗的结果是获益或病情加重无法预测，需要患者或家属来决定是否继续治疗。患者家属一方面为患者本人考虑，怕经过治疗病情突然加重不能承担后果；另一方面，本案例中患者本人没有收入，治疗的费用来自患者子女，实际的决策权在于其子女。家庭成员如果不顾及成本的治疗，在治疗无效后要承担沉重的债务，也不符合情理。医师不告知患者本人是为了减轻患者的心理压力，积极配合治疗，可以理解。替代解决方案患者可以在病情稳定后出院，让家庭内部商量解决，在家庭放松的环境中与患者沟通后，等患者基础情况好转一些寻求更好的治疗和解决办法。

### （四）社会学分析

从道德上讲，子女有赡养父母的义务，在父亲患重大疾病时，放弃肿瘤的治疗，道德上是有缺陷的，会影响家庭和睦，在个人良心上也是遗憾的，但患者的自主性并不是决定继续治疗的唯一因素，家属的意见也同等重要。

从效果出发，父亲的疾病预后差，无法康复。存在经过积极的放化疗，因无法耐受不良反应而突然出现病情加重的可能。花费较大，随后家庭出现经济负担，加重生活困难，积极的治疗增加患者的痛苦，另外子女也需要继续生活，从代价效应分析，这也是有理由的。

该案例中，患者的意愿不应该忽略，情理上，应为患者继续治疗，但在经济上又因花掉过多的费用，使子女家庭的生活负担加重，承担债务，而患者又无法康复。因此，医师应尽其所能提供经济合适的疗法，让患者及家属能够接受，即使患者不会有太多的痛苦，又不致于给家庭带来更大的负担。

## 三、结语

在医疗上，医师依据循证医学尽其所能为患者提供肿瘤相应的治疗。但从患者家属方面考虑的因素较多，除了在治疗中可能因不良反应症状突然恶化，生活质量下降，家属不愿去承担治疗失败的风险，让患者和家属能多相处一段时间，也考虑经济因素，减少患者逝去后家属背负的沉重债务，家属依据实际情况做出合适的选择。

（李静静）

# 第四章 个人利益和公共利益的冲突和协调

## 案例22 肺部机会性感染、艾滋病患者的隐私保护

### 一、案例概述

（一）案例描述

患者男性，32岁，大学毕业，普通职员，已婚，平素与父母家属同住。1周前出现胸闷、气喘伴发热到医院住院治疗。2个月前无明显诱因出现咳嗽、咳白黏痰，在当地医院门诊查胸片提示有肺部感染，建议进一步检查患者拒绝，后给予抗感染、退热等治疗后，症状好转，并未再复查胸片。最近1周再次出现上述表现，经追问既往史、个人史、冶游史无特殊，患者自诉近3个月来体重有下降，且伴口腔溃疡。入院查体：BP 112/76 mmHg，P 90 次/min，T 39.7 ℃，R 29 次/min，SpO$_2$ 89%。

进一步检查血常规：白细胞计数 5.2×10$^9$/L，中性粒细胞百分比63.5%，红细胞计数3.72×10$^{12}$/L，血红蛋白110 g/L，血小板计数224×10$^9$/L；凝血功能：PT 12.2 s，APTT 31.3 s；白蛋白27.1 g/L，感染四项：HIV(+)、乙肝(−)。胸部CT提示：双肺多发磨玻璃样高密度影，双下肺较多，左侧少量胸腔积液。

患者发热、肺部感染、口腔溃疡等，结合实验室检查诊断为获得性免疫缺陷综合征（简称AIDS）。结合其他病原学检查，如血培养、痰涂片+培养、肺炎支原体、衣原体抗体检测等，痰检见真菌孢子，痰六胺银染色(+)，结合以上病史，诊断为肺孢子菌感染。

再次追问病史，半年前有不洁性交史。患者以保护隐私及爱人身体不好为由，要求医师对其爱人及其他家属保密，自己与家属沟通病情。但4 d后，医师找家属沟通病情，患者发热、呼吸急促略有好转，拟转传染病医院继续治疗。医师从家属处得知患者仍未将患艾滋病的情况告知家属，同时因为AIDS是传染性疾病，极易传染其家属特别是爱人，医师从维护其家属身体健康的方面出发，应尽快向家属沟通病情并告知家属进行必要的检查，而这与该患者的要求保密的意见相冲突，医师处在两难境地。

（二）医学分析

艾滋病是由HIV病毒特异性侵犯CD4$^+$T淋巴细胞引起，造成CD4$^+$T淋巴细胞数量和功能的进行性破坏，以及感染和癌变，导致获得性免疫缺陷综合征。临床表现最初为无症状病毒感染，继而出现发热、消瘦、腹泻、"鹅口疮"和全身淋巴结肿大等，最后并发各种严重的机会性感染和机会性

肿瘤。

由于艾滋病最常见的临床表现是发热、消瘦、干咳、气短、腹泻和"鹅口疮"等。所以，医师如遇到上述情况要询问患者有无感染HIV病毒的流行病学史，对无明显原因出现的各种机会性感染的患者也要考虑，并建议进行HIV病毒抗体检测。临床的处理包括保密和谈话两部分。

本案例中，患者神志清醒，有自主行为能力，血压、脉搏在正常范围。但体温高、呼吸急促，血氧饱和度低，应注意呼吸功能不断下降危及生命，患者需监测生命体征，并予以吸氧、退热，以及抗感染等基本处理。根据患者的主诉、症状以及既往史，考虑肺部感染可能性大，该患者肺炎治疗后出现反复，提示患者可能有免疫力下降或其他特殊的感染，应考虑免疫缺陷疾病，如艾滋病、免疫缺陷病等，经检查HIV(+)考虑艾滋病，结合其他病原学检查，诊断肺孢子菌感染。

### （三）病情处理与沟通

在《全国艾滋病检测工作管理办法》第十九条中规定："艾滋病检测工作应遵守自愿和知情同意原则，国家法律、法规另有规定的除外。"由此可知，我国目前对受检者进行HIV抗体检测是以"自愿和知情同意"为原则。在该案例中，患者在疾病的诊断中，结合病情考虑病毒、真菌或其他耐药菌感染，不除外免疫缺陷病可能，经患者同意后行HIV抗体筛查。经检查HIV(+)案例中医师在诊断结果出来后与患者本人沟通，患者要求医师对爱人及其他家属保密，自己与家属沟通病情，但患者几天后仍未及时与家属沟通，医师处在维持患者隐私和保护患者家属健康方面出现两难选择，但就医疗本身，应将疾病和治疗情况及时与家属沟通，避免延误病情，同时也是保护家属身体健康方面考虑。

## 二、伦理研讨

### （一）伦理法规分析

患者要求医师对其爱人保密。医疗保密是临床上常见的保护性医疗措施，是对患者隐私权、人格和尊严的尊重。患者享有不公开自己的病情、接触史、家族史等生活秘密和自由的权利。医疗中有意或无意地泄露患者隐私，会对患者造成伤害，导致医患关系恶化。

但患者的隐私保护并不是无限制的、绝对的，它还受到相关权利的冲突和限制。不得违反法律的规定，不得损害国家的、社会的、集体的利益和其他公民的合法权利。

首先，隐私权的保护范围受公共利益的限制。隐私权在本质上是要保护纯粹个人的与公共利益无关的事情，此时个人的事仅仅是他自己的事。但某些时候，属于个人空间的隐私往往和公众空间发生交叉或融合，即个人事情与公共事务之间并不存在截然明显的界限，这时个人的事也就是他人的事。

其次，不能为了保护隐私权而剥夺公民合法的知情权。所谓知情权是指公民有权知道其应该知道的信息资料。当个人隐私不被披露会对公众利益或他人利益产生不利影响时，隐私拥有者就不能以隐私权来抵抗公众或相关人的知情权。

再次，对隐私的保护不得违反国家法律。一般认为，为社会公共利益的需要公开他人隐私或为维护自身或他人权利的需要，了解、公开他人的隐私或依照法令的行为而披露他人隐私均不构成对隐私权的侵犯。

最后，《全国艾滋病检测工作管理办法》第十七条规定："艾滋病检测确证实验室出具的艾滋病病毒抗体确证报告应以保密方式发送。艾滋病病毒抗体确证试验结果应当告知本人"，本人为无行为能力人或者限制行为能力人的，应当告知其监护人。

在本案例中医师按规定与患者本人沟通病情，保护了患者的隐私，但该患者的隐私会对他人利益产生不良影响。医生在法律要求和顾全患者家庭关系的考虑中，由患者本人告知家属，患者如迟迟未告知相关关系人,可考虑采取其他方法告知其配偶。

### (二)案件处理分析

在本案例中,这是患者隐私权与其家属知情权、健康权的权利冲突。由于艾滋病是一种可通过性行为传播的疾病,或通过其他行为传染给家庭其他成员。因此家庭成员有权知晓患者所患可能会危及自身身体健康的感染性疾病,以便采取相应预防措施。这既是维护家属身体健康权益、保障相互间知情权的体现,也是家属间相互信任的道德要求。因此医师将患者病情告知其家属进行相关检查是治疗疾病的需要。最高人民法院在《关于审理名誉权案件若干问题的解答》和《关于审理名誉权案件若干问题的解释》中指出:"医疗卫生单位向患者或其家属通报病情不应当认定为侵害患者名誉权"。

保护患者的隐私和其他公民的生命健康权相冲突,如果执着于保护患者隐私,而置患者周围的人员健康于不顾,违反了伦理中隐私权的保护范围受公共利益的限制。虽然可能会影响患者家属的家庭和睦,但患者目前病情较重,治疗疾病是第一位的,但患者隐私也还是要保护,避免受到不平等对待。医师在沟通时可以采用策略。

1. 再次与患者本人沟通,督促在限定时间内告知。

2. 如果仍没有结果,与患者家属沟通目前的诊断为:①艾滋病(AIDS);②肺部感染。沟通关于疾病本身的治疗风险、费用,下一步的治疗及转传染病院继续治疗的计划。至于患者家属会问到得病的原因,仍尽量告知由患者本人与家属沟通等。以此即达到了保护患者隐私的目标,也维护了其家属的知情同意权利。

### (三)社会学分析

艾滋病是由艾滋病病毒感染引起的感染性疾病和传染病,危害极大,死亡率极高。主要侵害20～50岁的年轻人,这部分人是参与社会生产的主力军,家庭的顶梁柱;患者劳动力不同程度的减弱,工作和学习能力下降,合格的大学毕业生减少,进入社会的劳动力变少,社会生产力减少,会影响整个社会和经济的发展,给社会造成沉重的负担。

同时 AIDS 的整体治疗费用高,有报道称 AIDS 患者的终身医疗费估计为 6 万美元。患者家庭收入减少,医疗花费增高,家庭负担加重,同时 AIDS 患者容易受到社会的歧视,就业困难,影响家庭收入,给家庭造成沉重负担。

另外患者到公共场合或参加社交活动,比如去饭店、公共浴室等,会增加周围人员的感染概率,这样会为医疗救治、护理等增加难度。

所以说,对于 AIDS 患者的隐私保护需要平衡个人、家庭、社会和公众的利益,综合考虑其隐私权的保护。

### 三、结语

对隐私权的保护是很重要的,但不是绝对的。隐私权的保护范围受公共利益的限制。不能为了保护隐私权而剥夺周围家属合法的知情权,对隐私的保护不得违反国家法律。告知患者家属病情的实际情况,是对其家属负责的一种表现。患者诊断为传染病,周围的家属注意防护是应该也是必需的,同时有策略地告知病情并辅助以心理辅导,也是医师应该做到的。

(李静静)

# 第五章 涉及人的生物医学研究

## 案例 23 复发性滤泡性淋巴瘤应用临床试验药物

### 一、案例概述

#### (一)案例描述

> 赵某某,男,64 岁,2015 年 12 月发现双侧腹股沟区肿物,全麻下行腹股沟肿物切除术,术后病理回示:滤泡性淋巴瘤,行免疫化疗并于院外口服药物治疗,此后多次复查病情稳定。2019 年 9 月复查时发现疾病进展,化疗后继续院外口服药物治疗,直至 2020 年 5 月复查再次提示疾病进展。此患者为反复复发性滤泡性淋巴瘤,研究者结合患者病情及现有治疗进展,与患者充分沟通后,患者自愿参加"磷脂酰肌醇-3-激酶-δ(PI3K-δ)和 PI3K-γ 的双重抑制剂 Duvelisib 治疗复发/难治性滤泡淋巴瘤的单臂、开放、多中心 Ⅱ 期临床研究"临床试验。签署知情同意后完成临床试验要求的检查,符合入排标准,于 2020 年 5 月入组后规律口服药物 Duvelisib 每天 25 mg,复查提示病情部分缓解。在服药 4 个月后患者出现咳嗽、咳痰、胸闷等症状,行 CT 示重症肺炎,考虑与临床试验药物相关,属于严重不良事件,停用 Duvelisib,转至重症监护病房进一步治疗直至肺炎好转。

#### (二)社会学分析

淋巴瘤的发病率越来越高,已经成为严重威胁人类健康的常见恶性肿瘤之一。其通常发生于中老年患者,也是发生于青壮年和儿童的常见恶性肿瘤,给患者带来沉重的社会经济负担。我国淋巴瘤的发病率增长较快,目前淋巴瘤的发病率居所有恶性肿瘤第 8 位。

新药的研发上市,以及对原有药物开发新的适应证,均需要通过严谨的临床试验来获得其有效性与安全性的数据。临床试验是指任何在人体(包括患者或健康受试者)中进行的药物系统性研究,以证实或揭示试验药物的作用、不良反应和(或)试验药物的吸收、分布、代谢与排泄,目的是确定药品的疗效与安全性。抗肿瘤药物临床试验不同于一般药物临床试验研究,其项目周期长、病程复杂、肿瘤合并用药多、不良事件及严重不良事件发生频率较多、受试者预后差、受试者耐受性差、试验设计和风险控制参差不齐等,故应对临床试验的各参与方提出更高的要求。

#### (三)病症特点

滤泡性淋巴瘤(FL)是欧美国家第二常见的非霍奇金淋巴瘤,发病率仅次于弥漫大 B 细胞淋巴瘤(NHL),为最常见的惰性淋巴瘤,占非霍奇金淋巴瘤的 20%～30%。在我国 FL 也是常见的惰性淋巴瘤之一,占 NHL 的 8.3% ~ 8.7%。FL 自然病程长,且绝大多数不可治愈,虽然总体预后较好,仍有 20% FL 患者启动一线治疗后 2 年内进展或复发,目前治疗滤泡性淋巴瘤的新药层出不穷,复发难治性患者可通过参与临床试验获益。

磷脂酰肌醇-3-激酶(PI3K)属于脂激酶家族成员,PI3K 介导的信号通路是人体细胞内重要信号转导通路之一,此通路调节细胞的增殖、分化、凋亡等系列活动。因此,PI3K 被认为与人类的多种恶性肿瘤的发生、发展与转归密切相关。其中 PI3K-γ 和 PI3K-δ 主要与免疫系统和造血系统有关,与免疫、血液肿瘤以及炎症的发生密切相关。PI3K 抑制剂的开发研究已成为当前临床抗癌新药研究的热点之一。

### (四)病情处理

赵某某出现进行性加重的咳嗽、咳痰、胸闷等症状后被及时收入郑州大学第一附属医院重症监护病房治疗,完善胸部 CT 等相关检查,诊断为重症肺炎,呼吸衰竭。给予无创呼吸机辅助呼吸,解痉平喘、止咳化痰、抗感染、抗真菌、抗病毒等药物治疗,辅以护胃、抗纤维化等对症治疗。在积极对症支持治疗后患者症状明显好转,活动耐量较前明显恢复,体温恢复正常,影像学检查亦提示肺炎好转,后转至呼吸科治疗。患者此后近一年时间在呼吸科继续治疗肺炎,期间虽未针对淋巴瘤进行治疗但复查结果均提示病情稳定。

## 二、伦理研讨 ▸▸▸

### (一)伦理法规依据

20 世纪 70 年代以来,世界各国已十分重视药品上市前的临床试验,药品生产商需要提交药品安全性和有效性的临床试验数据,才可获得药物上市批准。我国《药物临床试验质量管理规范》(GCP)规定,伦理委员会应从保障受试者权益的角度严格审议各项试验文件,包括受试者因参加临床试验而受到损害甚至发生死亡时,给予的治疗和保险措施;研究者必须向受试者说明有关临床试验的详细情况,特别是可能出现的风险及发生与试验相关的损害时,受试者可以获得治疗和相应的补偿。

### (二)案例处理依据

1. 保护受试者安全　在涉及人的医学研究中,应该将受试者的安全放在首要地位,其次才是科学和社会的利益。从保护受试者安全的伦理原则出发,在临床试验中出现任何不良反应均要记录,并判定是否属于严重不良事件(SAE)。SAE 是指临床研究过程中发生需住院治疗、延长住院时间、伤残、影响工作能力、危及生命或死亡、导致先天畸形等事件,SAE 的监控是临床试验中的关键环节之一,也是药物临床试验机构关注的重要指标。如果被判定为 SAE,就要认真分析发生的原因,观察其与试验药物之间是否存在直接因果关系。在临床试验中应积极监测研究手段可能带来的任何不良后果,及时避免可能对患者造成伤害的 SAE。试验中发生 SAE 时,始终要牢记保护受试者安全利益是最重要的伦理原则。

本研究中患者服用临床试验药物 4 个月后出现重症肺炎,既往无基础肺部疾病,考虑肺炎与试验药物相关,积极将患者收入重症监护病房给予更专业的对症治疗,最大限度保证患者安全。

2. 严重不良事件应对　随着国家对临床研究的大力支持和推广,医院临床试验的数量也在快速增长,而临床试验中不良事件的发生往往不可避免且难以预料,开展临床试验需要权衡的价值除了使医学进步、为社会及全体成员服务,还要对个人的权利和利益加以保护,受试者在参加研究过程中如遇身体不适应有获得免费医疗的权利。针对试验药物可能导致的不良反应或 SAE,即使发病率极低,伦理委员会也应要求申办者和研究团队做好密切监控并制定相关救治预案,从而更加全面地保护受试者的安全,最大限度地减小研究风险。

本研究中患者服用临床试验药物出现重症肺炎之后,被及时收至郑州大学第一附属医院重症监护病房进行治疗,且后续多次入住呼吸科,申办者和研究团队密切监控并积极救治,治疗期间申办方积极承担患者救治的所有费用,直至患者肺炎明显好转出院。

3. 退出临床试验不等于放任不管　尊重受试者的自主权,是研究人员的职责,患者有权利决定是否参加试验以及何时退出。当受试者要求提前退出研究时,研究者应尊重受试者的意愿,即使受试者提前退出也应维护受试者的健康利益。研究者在参与和协助申办者共同制定研究方案时,应考虑如下两点:①当受试者提前退出研究时,研究者应对其进行必要的病史询问、体格检查及实验室检查,以了解研究干预可能给受试者带来的后续影响;②在研究方案中,应备注说明对提前退出研究者拟采取的措施,如对受试者退出研究时健康状况的诊断,以及对受试者提前退出研究后的适当医疗安排等,并承诺受试者提前退出研究不会影响受试者的正常诊治或有其他不公平对待。

上述案例中,患者因重症肺炎退出临床试验,申办方在患者肺炎好转后给予患者合理的补偿,有助于患者疾病进展后进行下一步诊疗,若双方就赔偿方面不能达成一致,可诉诸法律程序。

### 三、结语

在临床试验研究中,应将保护受试者安全利益作为最重要原则,当受试者出现身体不适时能得到及时的免费治疗,如发生与试验相关的损害时可以获得相应的补偿,即使患者退出临床试验,申办者及研究人员仍有义务维护他们的健康和权益。

（李　鑫　田　丽）

## 案例24　复发难治性 T 淋巴母细胞淋巴瘤 CAR-T 细胞治疗同情用药

### 一、案例概述

#### (一)案例描述

刘某,男,19 岁,2017 年 5 月出现全身淋巴结肿大,行"颌面颈深肿物切除术",病理结果回示:T 淋巴母细胞性淋巴瘤/白血病,化疗 4 周期后行自体造血干细胞移植,2019 年 12 月复查提示病情进展。患者自体造血干细胞移植后复发,目前无标准治疗方案,常规化疗一般效果差,无力承担后续费用且病情预后差,有一项"靶向 CD7 自体嵌合抗原受体 T 细胞注射液治疗复发/难治性 CD7 阳性血液、淋巴系统恶性肿瘤患者的开放标签、剂量递增的早期临床研究"临床试验,但患者年龄未满 18 岁不满足入组条件。经研究者充分评估患者病情,查阅到相关文献中有未成年人使用 CAR-T 细胞治疗的先例,与患者及家属充分沟通,告知相关风险,患者及家属自愿参加此项研究,签署知情同意后给予同情入组。完善入组前检查后,于 2020 年 1 月回输 CD7 阳性 CAR-T 细胞,回输后疗效评价为部分缓解,2020 年 9 月来院复查时提示疾病进展,又再次输注 CD7 阳性 CAR-T 细胞,期间多次复查提示患者病情稳定,直至 2021 年 11 月复查时疾病再次进展。两次 CAR-T 细胞治疗病情分别缓解了 8 个月和 13 个月,同情用药给患者带来了近 2 年的疾病缓解时间,后续患者疾病复发后改为化疗,但效果不佳,随后拒绝进一步治疗出院。

### (二)社会学分析

近年来,CAR-T 细胞(chimeric antigen receptor T-cell,CAR-T)疗法作为一种新型的免疫疗法在恶性血液系统疾病治疗中取得了显著性成就。CAR-T 细胞本质上是通过基因工程技术形成的具有编码 *CAR* 基因的一种嵌合抗原受体 T 细胞,能够有效识别并杀死肿瘤细胞表达的特异性抗原,达到治疗效果。

2020 年全球爆发新冠肺炎疫情,针对性治疗药物一度缺乏,美国在治疗首例感染患者时尝试了原本用于治疗埃博拉病毒病的在研药物瑞德西韦,此后,全球多个国家参与了瑞德西韦治疗新冠肺炎的临床试验。我国于 2020 年 2 月在武汉启动瑞德西韦临床试验,2 月 6 日首批重症患者接受了该药。美国应对新型冠状病毒疫情的做法遵循同情用药制度,在患者没有其他治疗手段时提供了新的治疗方法。临床实践中,在某些情况下所有批准的药物都被证明无效或不能使用,唯一的治疗选择可能是未经授权的药物,特别是临床开发中的研究药物。但患者不符合临床试验入组要求,不能参与临床研究,这种在临床试验之外使用未经授权的药物的治疗通常被称为同情用药。目前同情用药已被应用于多种不同的医学专业,包括但不限于肿瘤学、血液学、传染病学、消化学、移植学和眼科学。

### (三)病症特点

淋巴母细胞性淋巴瘤(lymphoblastic lymphoma,LBL)是一类少见的,由不成熟前体淋巴细胞转化而产生的高侵袭性血液恶性肿瘤,占所有非霍奇金淋巴瘤的 2.0% ~ 8.5%。根据细胞起源不同,LBL 分为 B 细胞来源(B-LBL)或 T 细胞来源(T-LBL),其中 T-LBL 占全部 LBL 的 80% 以上。T-LBL 好发于儿童和青年,占儿童、青年 NHL 的 30% ~ 40%,本病进展迅速,70% 以上患者就诊时已处于临床晚期,并伴有骨髓及中枢神经系统侵犯,最终发展成急性 T 淋巴细胞白血病。约半数以上的儿童和成人 T-LBL 患者使用强化联合化疗方案后,可实现长期完全缓解,但 T-LBL 复发性患者的预后仍然较差,与预后相关的关键因素尚未查清。因此,对 T-LBL 的发病机制进行深入研究依然是重点,以能早期诊断、发现新治疗靶点并开发新靶向药物,进而提高治疗效果、改善预后。

### (四)病情处理

刘某为 T-LBL 患者,经过多周期化疗并行自体造血干细胞移植后疾病复发,并没有令人满意的替代治疗,且因患者未满 18 岁无法参与临床试验,为缓解患者病情,与患者及家属沟通后决定行 CAR-T 细胞治疗。患者共行 CAR-T 细胞治疗 2 次,给患者带来近 2 年的疾病缓解。虽然带来了疾病缓解,但 CAR-T 细胞治疗的不良反应是不能忽略的,患者回输 CAR-T 细胞期间会出现间断发热、骨髓抑制等症状,但给予升血小板、抗菌、保肝、护胃、输注血小板、悬浮红细胞、免疫球蛋白等对症治疗,症状可得到缓解。

## 二、伦理研讨

### (一)伦理法规依据

自 2017 年以来,同情用药的法律制度逐渐进入研究者视野,受到越来越多学者关注。2019 年新修订的《中华人民共和国药品管理法》第二十三条新增了同情用药的相关内容,规定"对正在开展临床试验的用于治疗严重危及生命且尚无有效治疗手段的疾病的药物,经医学观察可能获益,并且符合伦理原则的,经审查、知情同意后可以在开展临床试验的机构内用于其他病情相同的患者"。至此,我国首次从法律层面认可同情用药制度。

### (二)案例处理依据

1.同情用药的含义　所谓的同情用药是指患者疾病危及生命健康,现有治疗手段已用尽且无法参加临床试验,在获得患者或其家属的知情同意前提下,由医师为患者申请使用未经上市的药物,并经相关审查批准后实施同情用药,也称为"扩展性使用""扩大使用""扩展性临床试验"等。与临床试验不同,同情用药的主要目标不是研究药物的有效性和(或)安全性,而是在给定的患者中获得直接的治疗效益。

2. 同情用药合理性 关于使用未经证实药物的重要伦理指导载于《赫尔辛基宣言》,其最后一段涉及实验性治疗。根据本段,医师可以在经证实的干预措施不存在或无效的情况下使用未经证实的干预措施。在使用未经证实的干预措施之前,医师应咨询专家并获得患者的知情同意。当医师判断这些干预措施能给患者带来积极的治疗效果时,就可以使用它们。此外,宣言指出有必要调查未经证实的干预措施的安全性和有效性,并传播在治疗期间收集的新数据。

3. 同情用药的限制性 同情用药具有部分药物临床试验的特征,同情用药主要是为了个别患者的利益,相比之下,临床试验的总体目标是发展对药物的概括性知识,这对所有患者都很重要。与临床试验相比,患者可能更喜欢同情用药,因为参与临床试验的患者可能被分配到对照组,而不接受试验药物。事实上,有文献报道了临床试验由于将太多患者纳入同情用药计划而阻碍了试验的进展。这就是为什么在一些法规中明确规定,只有不能参加临床试验的患者才可以考虑给予同情用药。

4. 同情用药存在一定风险 虽然同情用药可以给走投无路的患者带来希望,但参与同情用药的患者也面临一定的风险,在医学伦理学领域,关于同情用药的风险和潜在收益的讨论与两个主要原则有关——非伤害性和有益性。根据非伤害原则,医师不应对患者造成任何伤害,而有益性本质上则是改善患者健康状况。众所周知,一种开始临床试验的药物最终获得批准的可能性非常低;事实上,一些试验性药物甚至在临床开发晚期阶段也会失败,有时就是由于安全性和(或)有效性不足。而且同情用药的患者通常患有危及生命的且无有效治疗手段的疾病,总的来说,如果用药的收益大于风险,使用研究药物进行治疗才符合非伤害和有益的原则。

在本研究中,患者化疗后及自体造血干细胞移植后疾病复发,提示疾病预后差,患者非常年轻,病情危重,没有令人满意的替代治疗且不符合参与临床试验标准,此时医师有提供医疗救助的义务。研究者充分评估患者可能的获益以及相关风险,尊重患者的自主决定权,与患者及其家属沟通,在取得患者及其家属同意基础上才给予 CAR-T 细胞治疗同情用药。患者在回输 CAR-T 细胞出现发热、骨髓抑制等症状,但不良反应难以避免,经过积极对症支持治疗后患者症状得到有效控制,且这些不良反应相对于同情用药带来的近 2 年的疾病缓解来说明显利大于弊,此案例也进一步说明了同情用药的合理性。

## 三、结语

临床上有些疾病进展迅速,可用治疗手段及药物少,患者患有危及生命健康的疾病,现有治疗手段已用尽且无法参与临床试验时,医师有提供医疗救助的义务。在充分评估患者病情,尊重患者的自主决定权,取得患者同意,权衡风险收益后,可以给予患者同情用药,用药后密切观察患者生命体征及病情变化,在保证患者生命安全基础上尽可能缓解患者病情。

(李 鑫 田 丽)

## 案例 25　初治弥漫大 B 细胞淋巴瘤患者入组临床试验

### 一、案例概述

#### (一)案例描述

孙某,女,34 岁,2021 年 10 月发现双侧颈部淋巴结肿大,行颈部淋巴结穿刺活检术,病理回示:弥漫大 B 细胞淋巴瘤。患者为初治弥漫大 B 细胞淋巴瘤,免疫组化提示 MYC/BCL2 双表达,告知患者及其家属有一项"西达本胺联合 R-CHOP 方案(利妥昔单抗、环磷酰胺、阿霉素、长春新碱、强的松)治疗初治、MYC/BCL2 双表达弥漫大 B 细胞淋巴瘤的随机、双盲、安慰剂对照、多中心Ⅲ期试验(DEB 试验)"临床研究。充分告知患者及其家属病情,以及参与临床试验的获益和可能存在的风险,患者及其家属考虑后,患者表示愿意参加临床试验,但是患者家属担心临床试验疗效及风险,要求采用常规化疗,二者之间产生意见分歧。患者及家属找到研究者,分别阐述了自己的意愿,研究者再次跟患者及家属解释临床试验相关事宜,患者及其家属再次商量后意见达成一致,同意入组临床试验。待患者及其家属签署知情同意书后,完善临床试验要求的检查,符合入排标准,于 2021 年 11 月入组该临床试验。入组后化疗 6 个周期后患者病情达到完全缓解状态,此后定期复查显示患者病情稳定。

#### (二)社会学分析

西达本胺是中国自主研发的新型口服苯酰胺类组蛋白去乙酰化酶抑制剂。目前,西达本胺已在中国获批准用于治疗复发或难治性外周 T 细胞淋巴瘤,针对各种肿瘤的临床研究正在全球范围内开展。在弥漫大 B 细胞淋巴瘤中,CD20 表达下调是利妥昔单抗治疗复发/难治性弥漫大 B 细胞淋巴瘤的主要障碍之一,西达本胺可以降低 P53 突变体的 mRNA 和蛋白表达水平,并上调 CD20 抗原在淋巴瘤细胞表面上的表达。然而,组蛋白去乙酰化酶抑制剂作为单一药物对弥漫大 B 细胞淋巴瘤的疗效目前仍有限,作为我国自主研发的新型组蛋白去乙酰化酶抑制剂,西达本胺对各种类型癌症的治疗值得深入研究。

#### (三)病症特点

弥漫大 B 细胞淋巴瘤(DLBCL)是非霍奇金淋巴瘤中最常见的亚型,占所有病例的30%以上,由于 DLBCL 在病理亚型、基因表达谱等方面具有极高的异质性,不同亚型预后差异明显。癌基因 MYC 和抗凋亡基因 BCL2 是 DLBCL 两个重要的驱动基因,发生 MYC/IGH 和 BCL2/IGH 重排的 DLBCL 在 2017 年 WHO 淋巴瘤分类中被归为双打击高级别 B 细胞淋巴瘤,此类患者仅占 DLBCL 的 5%～10%,R-CHOP 方案治疗效果差。研究发现 DLBCL 患者中 20%～30%的患者虽然无 MYC/IGH 和 BCL2/IGH 重排,但是仍伴有 MYC 蛋白和 BCL2 蛋白表达,被称为双表达淋巴瘤。MYC 蛋白和 BCL-2 蛋白与淋巴瘤细胞增殖、抑制凋亡、增加基因组不稳定性等生物学行为相关。多项回顾性研究表明,R-CHOP 方案治疗双表达淋巴瘤患者预后不佳,5 年无进展生存和总生存率均低于40%。

#### (四)病情处理

孙某为初治 DLBCL 患者,免疫组化结果提示为双表达型 DLBCL,常规 R-CHOP 方案疗效不佳,有一项"西达本胺联合 R-CHOP 方案治疗初治双表达 DLBCL"临床试验,但患者及家属在是否参与此项临床试验的意见上出现分歧。研究者充分尊重患者及其家属的知情同意权及选择权,告知患者及其家属可能获益及相关风险,在患者及其家属最终意见达成一致后给予筛选入组临床试验。患者入组后行化疗效果显著,病情达到完全缓解,后期多次复查病情均稳定。

## 二、伦理研讨

### (一)伦理法规依据

《中华人民共和国医师法》(2022 年 3 月 1 日)第二十五条规定:医师在诊疗活动中应当向患者说明病情,医疗措施和其他需要告知的事项。需要实施手术、特殊检查、特殊治疗的,医师应当及时向患者具体说明医疗风险、替代医疗方案等情况,并取得其明确同意;不能或者不宜向患者说明的,应当向患者的近亲属说明,并取得其明确同意。

### (二)案例处理依据

1.**"知情不同意"原则**  知情同意原则是《纽伦堡法典》确立的人体试验的重要原则。知情同意作为患者权利越来越受到重视,医师应将病情和医疗措施如实地告知患者。知情同意是一个过程,而不是一个事件,特别是在需要进行手术治疗等复杂的诊疗过程中,因患者病情或突发情况的变化,告知的内容、方式等都需要不断地调整。知情同意是患者的权利,这种权利表现为两种形式:同意或不同意。"知情不同意"是指患者、患者家属或其他法定代理人全部或部分不同意医师对疾病的诊断、治疗措施安排和诊疗方案。知情不同意是患者自主行使知情同意权的另一种表达形式,从某种程度上也体现了患者对诊疗过程参与要求的提升。知情不同意,可以是诊疗起始阶段的不同意,也可以是诊疗后续阶段的不同意。这里的伦理难题是:患者利益优先还是权利优先? 就患者本人的拒绝行为而言,患者有权拒绝诊疗,也许医师为患者的这一决定而遗憾,但又必须尊重这一决定,即便是患者意愿与患者利益之间的矛盾。患者的安全和满意是医务人员的服务宗旨,医师应时刻注意尊重患者的意愿,避免违背医学规范和道德规范的事情发生。

2.**"知情不同意"特殊情况**  相比一般患者不同意的情况,比较特殊的是不同意决定不是由患者本人做出,而是由其家属做出的。当患者家属做出的决策与患者利益有显著的冲突又该如何处理? 家属不同意是否应该对抗患者利益? 从医学的目的与价值来看,患者利益永远放在第一位是不应该动摇的(患者放弃利益本身也是维护其自主权的利益)。患者家属做出不同意的决策动机往往是复杂的,或者是亲情的因素或者是其他利益的因素,对于家属有时做出的不利于患者本人的决策,或者做出不利于患者整体利益的选择时,家属的决定权就不应当对抗患者的最大利益。对于患者家属的同意或不同意决策,应当有专门的规定要求其必须符合患者的根本利益,否则应被认定为无效的行为,这也是医学作为"善行"目的的基本要求。在临床实践中,让医师感到困惑的是,病床上的患者处于弱势地位,病情危重,患者救治效果或成功率难以确定,而患者家属的决策不利于患者的救治,患者的医疗花费来源依赖于具有决定权的家属,这常常会使医师及医疗机构感到难以做出临床抉择。

3.**"知情"的争议**  知情同意原则除了上述患者与家属间同意或不同意的争议,"知情"也是存在着争议的,也就是说"医务人员要不要对患者讲真话"。一般认为,医务人员应该按照动机和效果统一的原理,具体分析,正确对待,坚持该对患者讲真话时就讲真话、该保密时就保密的基本准则;遇到比较棘手的问题时,要从患者的具体情况出发,从患者不同的病种、病程出发,从不同的文化水平、社会地位出发,从不同的个性出发进行变通,但变通要坚持一个不变的原则,即有利于诊疗、有利于康复、有利于延长患者的生命。

在本案例中,患者年龄相对年轻,心态积极向上,在其确诊后患者家属并未向患者隐瞒病情,同意告知患者真实病情,希望患者能更加了解自己病情,积极配合治疗,患者和家属之间并未出现关于"知情"的争议。但在患者治疗方案方面出现意见分歧,患者出于对家庭经济考虑,希望入组临床试验,但患者家属出于对患者疗效及治疗风险的担心,更希望按指南行常规化疗,研究者充分向其解释临床试验的利弊,二者在商议后最终决定尊重患者本人意见入组临床试验,经过治疗后取得了良好的疗效。

## 三、结语

知情同意的目的是通过医师与患者之间反复的交流与沟通、将诊疗方案和风险详细地、充分地告知患者,取得患者的理解,达成医患之间的互信。在临床实践中,除了患者,患者家属也是诊疗活动的重要参与者,当患者和家属意见不能统一时,医师应充分告知患者及其家属疾病的诊疗及预后,在尊重患者意见以及维护患者利益基础上,尽可能使患者及家属意见达成统一,从而更有利于诊疗活动的进行。在医疗活动中,医师和其他医务人员应当善于积极引导患者及其家属共同参与疾病的诊疗、引导理性的医疗需求,共同缔造和谐的医患关系。

（李　鑫　史存真）

# 第六章　临床超说明书用药

案例 26　对耐碳青霉烯类铜绿假单胞菌肺部感染应用多黏菌素超说明书用药

## 一、案例概述

### (一)案例描述

曹某某,男,76 岁,"肺间质纤维化"病史 2 年,在 1 次肺部感染后出现呼吸衰竭,生命垂危。所幸患者在 V-V ECMO 辅助状态下转入郑州大学第一附属医院外科 ICU,于 2021 年 11 月 13 日进行了"同种异体原位双肺移植术",术后在郑州大学第一附属医院外科 ICU 治疗。患者术前状态极差,同时合并细菌、真菌肺部感染,术后虽经联合抗感染治疗,仍出现了严重的肺部感染。在 11 月 20 日,患者肺泡灌洗液宏基因组测序病原学检查发现患者同时存在鲍曼不动杆菌、屎肠球菌、铜绿假单胞菌、热带念珠菌感染。考虑其感染致病菌为多重耐药菌可能性大,给予多黏菌素应用,用法为 75 WIU ivgtt q12h。而在随后的细菌培养和药物敏感试验中也证实,患者为耐碳青霉烯类铜绿假单胞菌(CRPA)感染,仅对多黏菌素敏感。多黏菌素的主要不良反应为其肾毒性和神经毒性,而患者高龄,同时存在多器官功能的损伤,因此,我们对多黏菌素的血药浓度水平进行了动态监测。在 11 月 24 日,多黏菌素血药浓度监测结果显示其血药浓度-时间曲线下面积 AUC 仅为 19.56(mg·h/L),而指南建议其有效治疗量的 AUC 范围为 50 ～ 100(mg·h)/L,达不到有效的血药浓度,抗感染治疗将难以奏效。我们拟调整多黏菌素剂量至 75 WIU、100 WIU 交替 ivgtt q12h,以此来提高药物的血药浓度,以确保抗感染治疗的疗效。但是多黏菌素的药品说明书中标明的用法用量为"50 WIU ivgtt q12 h",如果按 75 WIU+100 WIU 的剂量应用,则属于超说明书用药。一旦出现严重的不良反应,未根据药品说明书用药,医师将要承担相应的法律责任。如果仍按说明书中常规剂量应用,患者将因严重感染死亡。对于这种两难的局面,医师和患者都存在困惑。该不该用? 能不能用? 怎么用?

### (二)医学分析

耐碳青霉烯类铜绿假单胞菌是重症肺部感染常见的致病菌,其病死率高,治疗难度大。如本例中,CRPA 在药敏试验中仅对多黏菌素敏感。多黏菌素是治疗革兰阴性杆菌感染的利剑,但其也是一把双刃剑,其肾毒性和神经毒性一直让临床医师对该药有所忌惮。在本例中,患者术前已存在多脏器功能的损伤,经过肺移植手术的应激,再给予患者大剂量的多黏菌素,其不良反应发生率远高于一般人群,极有可能导致患者急性肾损伤加重,甚至发展至肾衰竭透析阶段。但是患者的肺部感染仍在持续加重中,其他抗感染方案均告失败,多黏菌素可以说是患者最后的希望。如果仅按说明书中的用法用量,没有达到有效的血药浓度,多黏菌素难以发挥其有效的抗感染疗效,这对患者来说,与放弃治疗无异。超说明书用药成为对患者救治的最后选择。由外科 ICU 主任组织肺移植科、药学部、微生物室、医学伦理科、医务处进行多学科会诊。会诊意见为:考虑患者目前肺移植术后严重肺部感染,无其他替代治疗方案,为最大程度的对患者进行救治,在充分沟通后获得家属同意的情况下,同意对该患者申请超说明书用药。上述会诊意见上报我院医学伦理委员会审批,家属签署《超说明书用药知情同意书》,上报医务处进行备案。

### (三)病情处理沟通

外科 ICU 主任与患者家属进行了充分的沟通,告知患者家属,在肺移植术后早期,感染是导致患者死亡的首要因素。目前患者存在 CRPA 导致的肺部感染。根据目前的药物敏感试验检查显示其仅对多黏菌素敏感。按多黏菌素说明书常规用量应用后,其无法达到有效的血药浓度,只有通过增加用药剂量的方案来提升其血药浓度。多黏菌素本身导致肾毒性和神经毒性的风险高,在患者目前多脏器功能损伤的情况下,增加用药剂量将使其不良反应发生率更高,极有可能导致患者出现肾损伤加重,甚至肾功能衰竭,亦有发生神经肌肉阻滞、呼吸暂停等神经系统不良反应的可能。经过多学科会诊,患者目前肺移植术后出现严重肺部感染,无其他替代治疗方案,为最大程度的对患者进行救治,建议增加药物剂量以提升患者的血药浓度。该用药方案需家属签署《超说明书用药知情同意书》,上报医学伦理委员会审批及医务处备案后,在药剂科监督下方可实施。最终,家属同意增加多黏菌素用药剂量的方案。

### (四)案例处理审议

上报医院医学伦理委员会后,医学伦理委员同意给予该患者"超说明书剂量的多黏菌素"应用。理由是:根据中国药理学会于 2015 年 4 月发布的《超说明书用药专家共识》中建议的六点。①超说明书用药的目的只能是为了患者的利益;②权衡利弊,保障患者利益最大化;③有合理的医学证据支持;④超说明书用药必须经医院相关部门批准并备案;⑤超说明书用药需保护患者的知情权并尊重其自主决定权;⑥定期评估,防控风险。患者目前病情危重,无其他替代治疗方案,在动态监测血药浓度的情况下,可增加用药剂量提升血药浓度,以达到有效的抗感染疗效,对患者进行最大程度的救治,保障患者的生命权。

## 二、伦理研讨

### (一)伦理法规分析

在本案例中,患者为高龄肺移植术后 CRPA 导致肺部感染,常规剂量多黏菌素应用后其血药浓度远低于最低有效血药浓度,只有超说明书用药增加用药剂量来提升血药浓度,无其他可替代治疗方案。临床医师根据中国药理学会发布的《超说明书用药专家共识》中的六点建议,为保障患者利益最大化,提出了超说明书用药的申请。患者严重肺部感染,并且无其他可替代的治疗方案,如果墨守成规,那么患者最终会因严重感染而死亡。保障患者的生命权就是保障患者的根本利益。在日常诊疗活动中,坚持"人民至上,生命至上"是医师的基本准则,"保护人民健康"是医师神圣职责。

### (二)案例处理分析

在本案例中,最终患者家属、临床医师、医院层面均同意了多黏菌素的超说明书用药申请。现代医学的发展日新月异,但是要完全满足临床治疗的需要,还远远不够。疾病在每位患者身上的表现都有其各自的特点,个体化的治疗方案是现代医学的发展方向。药品说明书是具有法律效力的文件,由于其面对的人群是成千上万的患者群体,其对适应证、药物用法剂量等的规定更偏向于普适性方面。那么在特殊情况下,按药品说明书用药和超说明书用药之间的矛盾该如何做出选择?其根本依据不应当是停留在药品说明书上的争论,而是从患者自身的情况、患者最根本的利益出发来做出选择。药品说明书不可能对临床中遇到的所有情况均作出明确规定,临床医师要遵循《超说明书用药专家共识》中的指导原则,为了患者的利益,谨慎而果断地做出选择。

### (三)社会学分析

特殊人群的超说明书用药问题,其实是普遍存在于社会生活中的。这个问题的存在,必然有其存在的原因。特别是老人、儿童、孕妇,很多情况下没有专门适用的药物。针对这些特殊人群的药物临床试验也是少之又少。我国从之前的严格按照药品说明书用药,到现在的《超说明书用药专家共识》的出台,体现了对每一位公民的关怀和尊重。让那些特殊人群在患病时同样能得到有效的救治,这体现了社会的进步和对生命的尊重。

## 三、结语

在日常诊疗活动中,药品说明书并不是不可逾越的雷池,在特殊情况下,根据患者的利益,根据专家共识的要求,做到合理合法的超说明书用药,才是一名有责任、有担当的医师应该做的。

---

**附:我国相关法律、法规**

《中华人民共和国医师法》第二十九条:医师应当坚持安全有效、经济合理的用药原则,遵循药品临床应用指导原则、临床诊疗指南和药品说明书等合理用药。在尚无有效或者更好治疗手段等特殊情况下,医师取得患者明确知情同意后,可以采用药品说明书中未明确但具有循证医学证据的药品用法实施治疗。

《医疗机构管理条例》第三十三条:医疗机构施行手术、特殊检查或者特殊治疗时,必须征得患者同意,并应当取得其家属或者关系人同意并签字。

《中华人民共和国医师法》第二十六条:医师应当如实向患者或其家属介绍病情,但应注意避免对患者产生不利后果。

《中华人民共和国民法典》第一千二百一十九条:医务人员在诊疗活动中应当向患者说明病情和医疗措施。

《处方管理办法》第十四条:医师应当根据医疗、预防、保健需要,按照诊疗规范、药品说明书中的药品适应证、药理作用、用法、用量、禁忌、不良反应和注意事项等开具处方。

（冯　敏　郭　铁）

## 案例27　对耐碳青霉烯类鲍曼不动杆菌肺部感染应用替加环素超说明书用药

### 一、案例概述

#### (一)案例描述

录女士,63岁,因肺纤维化导致胸闷、气喘、呼吸困难,于2022年5月27日在我院行"同种异体原位双肺移植术",术后在郑州大学第一附属医院外科ICU治疗。患者术后存在肺部感染,给予抗感染治疗。2022年6月1日患者肺泡灌洗液一般细菌培养及鉴定提示为耐碳青霉烯类鲍曼不动杆菌(CRAB)。药物敏感试验提示该菌对米诺环素、替加环素、多黏菌素敏感。根据《抗微生物治疗指南》建议,我们给予患者"美罗培南+米诺环素"联合抗感染治疗。然而上述抗感染方案治疗效果不佳,患者感染指标仍持续升高。在抗感染方案调整方面,我们遇到了问题。

首先,多黏菌素可用于CRAB所致肺部感染的治疗,但是考虑到患者为高龄肺移植患者,病情危重,其出现肾毒性(1%~18%)和神经毒性(1%~7%)的风险高,一旦出现,将严重影响患者的预后,因此暂不考虑应用多黏菌素。

其次是关于"替加环素"应用的问题。对于CRAB所致肺部感染的治疗,目前国内外并无特别有效的方案,根据外科ICU的用药经验及最近多项国际研究显示,替加环素治疗CRAB肺部感染存在一定的有效性,拟给予患者"大剂量替加环素+头孢哌酮舒巴坦"联合抗感染方案治疗。但替加环素说明书中提示"替加环素不适用于治疗医院获得性肺炎或呼吸机相关性肺炎。在一项对照临床研究中,替加环素治疗患者死亡率增加和疗效降低。"而且替加环素说明书中的用法、用量为"静脉滴注,推荐的给药方案为首剂100 mg,然后每12 h 50 mg",而目前最新研究结论对于CRAB所致肺部感染推荐的用量为"静脉滴注,首剂200 mg,然后,每12 h 100 mg",用量为说明书剂量的2倍。药物剂量加倍后可能导致药物不良反应的增加。如果给予患者"替加环素"抗感染治疗,则属于超说明书用药。因为药品说明书具有法律效力,超药品说明书导致的不良后果,医护人员要承担相应的法律责任。这种情况下能否给予患者"替加环素"应用? 如果出现不良后果,我们该怎么做? 在充分将上述情况告知家属后,家属对使用替加环素治疗的利弊同样存在疑虑。

#### (二)医学分析

CRAB所致肺部感染的治疗非常困难。据估计,全球鲍曼不动杆菌感染的发病率每年约为100万例,其中50%对包括碳青霉烯类在内的多种抗生素具有耐药性。世界卫生组织已将耐碳青霉烯类鲍曼不动杆菌(CRAB)列为"全球抗生素抗性细菌优先清单"中的关键优先病原体,以指导研究、发现和开发新抗生素。目前,基于体外药物敏感试验,治疗CRAB感染最常用的药物包括多黏菌素、替加环素和头孢哌酮舒巴坦。其他抗生素如米诺环素、甲氧苄啶-磺胺甲噁唑、利福平、磷霉素和氨基糖苷类偶尔也被使用,但几乎都是作为联合用药的一种而使用。

目前替加环素的药品说明书中明确提示"替加环素不适用于治疗医院获得性肺炎(HAP)或呼

吸机相关性肺炎（VAP）。在一项对照临床研究中,替加环素治疗患者死亡率增加和疗效降低。"而且其用法、用量为"静脉滴注,推荐的给药方案为首剂 100 mg,然后,每 12 h 50 mg"。说明书中的这些适应证和药物用法、用量限制了替加环素的适应证和用法。

导致替加环素在 HAP/VAP 治疗中疗效不佳的重要因素是在常规剂量下,其在肺部很难达到有效的抑菌浓度。标准替加环素方案在最低抑菌浓度（MIC）为 1 mg/L 和 2 mg/L 时达到目标的概率（PTA）分别为 72% 和 11%,而将药物剂量增加为每 12 h 100 mg 后对应的 PTA 值为 99% 和 71%。但是,大剂量的替加环素应用,已有报道可导致血浆纤维蛋白原浓度降低和严重凝血功能障碍的病例。

对于替加环素治疗导致患者死亡率增加的结论,目前仍存在争议。在 2020 年首都医科大学宣武医院白向荣等进行的研究得出结论,大剂量替加环素与多药耐药鲍曼不动杆菌肺炎老年患者30 d粗死亡率无关。

2022 年 6 月 4 日,外科 ICU 主任组织肺移植科、药学部、微生物室、医学伦理委员会、医务处进行多学科会诊。会诊意见如下:应用替加环素虽然不在其说明书适应证及用法范围,但根据目前的用药经验及最新的研究显示,其在治疗耐碳青霉烯类鲍曼不动杆菌导致的肺部感染方面,具有一定的安全性和有效性,且患者病情危重,目前无更好的抗感染方案可供选择,建议给予"大剂量替加环素+头孢哌酮舒巴坦"抗感染治疗,密切监测感染指标变化,严密观察可能出现的药物不良反应。上述会诊意见及用药方案与患者家属充分沟通,提交医学伦理委员会审议,同时在医务处进行超说明书用药备案。

### （三）病情处理沟通

外科 ICU 主任与患者家属进行了充分的沟通,告知患者家属,在肺移植术后早期,感染是导致患者死亡的首要因素。目前患者存在 CRAB 导致的肺部感染,这是一种在全球范围内都很难治疗的致病菌,耐药性强,可选择的抗感染药物不多。之前我们已经给予患者"美罗培南+米诺环素"的抗感染方案,但是疗效不佳,患者感染指标仍在升高。多黏菌素也是治疗该病菌的一种选择,但是考虑到患者年龄大,病情重,应用多黏菌素后出现肾毒性（1%～18%）和神经毒性（1%～7%）的风险高,暂不建议应用多黏菌素。另一种敏感的抗生素是替加环素,但其药品说明书中提示"替加环素不适用于治疗医院获得性肺炎或呼吸机相关性肺炎。在一项临床对照研究中,替加环素治疗患者死亡率增加和疗效降低。"而且说明书中其用法、用量为"静脉滴注,推荐的给药方案为首剂 100 mg,然后,每 12 h 50 mg"。说明书中的这些适应证和药物用法、用量限制了替加环素的应用。经过相关的多学科会诊,应用替加环素虽然不在其说明书适应证范围,但根据目前的用药经验及最新的研究显示,其在治疗 CRAB 导致的肺炎方面,具有一定的安全性和有效性,建议给予"大剂量替加环素+头孢哌酮舒巴坦"抗感染治疗,密切监测感染指标变化,严密观察可能出现的药物不良反应。应用"替加环素"治疗属于超说明书用药,需要家属签署《超说明书用药知情同意书》,并经药事委员会和伦理委员会审批,经医务处备案方可使用。患者家属表示理解,同意超说明书用量应用替加环素。

### （四）案例处理审议

征求相关伦理委员会成员意见后,郑州大学第一附属医院伦理委员会同意给予该患者"大剂量替加环素+头孢哌酮舒巴坦"抗感染治疗。理由是:该患者应用"大剂量替加环素+头孢哌酮舒巴坦"进行 CRAB 所致肺部感染的抗感染治疗属于超说明书用药。根据 2022 年 3 月 1 日起施行的《中华人民共和国医师法》（以下简称为医师法）第二十九条规定:医师应当坚持安全有效、经济合理的用药原则,遵循药品临床应用指导原则、临床诊疗指南和药品说明书等合理用药。在尚无有效或者更好治疗手段等特殊情况下,医师取得患者明确知情同意后,可以采用药品说明书中未明确但具有循证医学证据的药品用法实施治疗。具体实施方案按照中国药理学会于 2015 年 4 月发表的《超说明书用药专家共识》中建议的六点进行：①超说明书用药的目的只能是为了患者的利益；②权衡利弊，保障患者利益最大化；③有合理的医学证据支持；④超说明书用药必须经医院相关部门批准并备案；⑤超说明书用药需保护患者的知情权并尊重其自主决定权；⑥定期评估，防控风险。根据以上法规和共识，结合患者具体情况，同意应用该方案对患者进行治疗。

## 二、伦理研讨

### （一）伦理法规分析

坚持"人民至上，生命至上"是医师的基本准则，"保护人民健康"是医师神圣职责。在本案例中，患者因为高龄肺移植术后 CRAB 导致肺部感染，缺乏有效抗感染药物。从患者利益出发，应尽快给予有效的抗感染治疗，才能挽救患者的生命。生命至上，是保障患者利益的最基本原则。同时临床医师查阅了国内外大量高质量的医学研究，提供了强有力的证据支持。同时充分保障患者及其家属的知情权和自主决定权，由科室主任给予患者家属详尽的病情沟通，患者家属对超说明书用药的利弊充分了解后，决定同意该治疗方案，并签署了《超说明书用药知情同意书》。外科 ICU 向医务处提交了《超说明书用药备案表》，并在临床治疗过程中，对可能出现的不良反应等进行了密切的监测。根据 2022 年 3 月 1 日起施行的《中华人民共和国医师法》（以下简称为医师法）第二十九条规定：医师应当坚持安全有效、经济合理的用药原则，遵循药品临床应用指导原则、临床诊疗指南和药品说明书等合理用药。在尚无有效或者更好治疗手段等特殊情况下，医师取得患者明确知情同意后，可以采用药品说明书中未明确但具有循证医学证据的药品用法实施治疗。

### （二）案例处理分析

在临床医疗中，患者自身的情况和患者的病情千变万化，个体化的治疗方案是现代医学的发展方向。药品说明书是具有法律效力的文件，由于其面对的人群是成千上万的患者群体，其对适应证、药物用法剂量等的规定更偏向于普适性方面。对于本案例中的录女士，如果严格按照"替加环素"的药品说明书执行，患者将面临无药可用或者导致其他器官功能严重损伤的不利局面，对患者的生命权造成极大的威胁。临床医师根据患者的具体病情和患者目前的情况，经过多学科的会诊讨论，制定了"大剂量替加环素+头孢哌酮舒巴坦"的治疗方案。从医师的角度认为，该方案是患者目前最佳的治疗方案。随之而来的就是超说明书用药的问题。

超说明书用药是指临床实际使用药品的适应证、给药方法和剂量不在具有法律效力的说明书之内的用法，包括年龄、给药剂量、适应人群、适应证、用药方法或用药途径与药品说明书中的用法不同的情况。因为药品说明书具有法律效力，超药品说明书导致的不良后果，医务人员要承担相应的法律责任。医师的治疗初衷是挽救患者的生命，如果没有对医师权利的保护，将造成医师在用药选择时的保守和退缩，这对于患者来说，可能就丧失了挽救生命的最后希望。这种情况并不是医师和患者希望面对的，而且也有悖于"人民至上，生命至上"的原则。法规的制定是为了保护广大人民和医师的根本利益。在 2022 年 3 月 1 日起施行的《中华人民共和国医师法》中就对超说明书用药进行了新的规定，使超说明书用药有法可依。医师法第二十九条规定：医师应当坚持安全有效、经济合理的用药原则，遵循药品临床应用指导原则、临床诊疗指南和药品说明书等合理用药。在尚无有效或者更好治疗手段等特殊情况下，医师取得患者明确知情同意后，可以采用药品说明书中未明确但具有循证医学证据的药品用法实施治疗。根据上述法律规定和相关共识的操作规范要求，伦理委员会最终同意了该治疗方案的实施。医师和患者的利益并不是相悖的，"保护人民健康"是医师的神圣职责，对于医师的保护，同样是对患者利益的保护。

### （三）社会学分析

超说明书用药是现阶段我国的医疗卫生行为中经常遇到的关乎广大患者利益的重要问题。对于一些特殊群体,特别是老人、儿童、孕妇,很多情况下没有专门适用的药物,只有对成人药物进行减量等方法来使用,这其实都是属于超说明书用药。2022年年初的"聊城假药案",引起了社会舆论的轩然大波,而其争论的焦点,其实就是对于治疗肿瘤的超说明书用药问题。如老人、儿童、孕妇等特殊群体的用药需求短期内无法完全满足,超说明书用药的情况肯定还会在未来一段时间内持续存在。只有做到有法可依、有规可循,才能最大范围的保障患者和医师的利益。

## 三、结语

患者与医师是利益的共同体,超药品说明书用药做到有法可依、有规可循,是对患者和医师共同的保护。

---

**附:我国相关法律、法规**

《中华人民共和国医师法》第二十九条:医师应当坚持安全有效、经济合理的用药原则,遵循药品临床应用指导原则、临床诊疗指南和药品说明书等合理用药。在尚无有效或者更好治疗手段等特殊情况下,医师取得患者明确知情同意后,可以采用药品说明书中未明确但具有循证医学证据的药品用法实施治疗。

《医疗机构管理条例》第三十三条:医疗机构施行手术、特殊检查或者特殊治疗时,必须征得患者同意,并应当取得其家属或者关系人同意并签字。

《中华人民共和国医师法》第二十六条:医师应当如实向患者或其家属介绍病情,但应注意避免对患者产生不利后果。

《中华人民共和国民法典》第一千二百一十九条:医务人员在诊疗活动中应当向患者说明病情和医疗措施。

《处方管理办法》第十四条:医师应当根据医疗、预防、保健需要,按照诊疗规范、药品说明书中的药品适应证、药理作用、用法、用量、禁忌、不良反应和注意事项等开具处方。

（冯　敏　郭　铁）

# 第七章 医患权益与义务

## 案例28 慢性阻塞性肺疾病患者的医疗争议

### 一、案例概述

#### (一)案例描述

患者男性,66岁,农民,平素有活动后胸闷。因为反复咳嗽、咳痰、胸闷、喘息20余年,加重1周入院治疗。入院时T 39.3 ℃,HR 112 次/min,BP 92/75 mmHg,R 23 次/min,嗜睡,颈静脉怒张,桶状胸,双肺可闻及散在的干湿啰音,心律齐,双下肢凹陷性水肿。血常规:白细胞计数 $13.8 \times 10^9/L$,中性粒细胞百分比89%,血红蛋白127 g/L,血小板计数$272 \times 10^9/L$;血气分析提示 pH 7.31,$PaCO_2$ 72 mmHg,$PaO_2$ 58 mmHg,$HCO_3^-$ 34 mmol/L,$SpO_2$ 88%。BNP 1 560 ng/L,床旁胸片提示双肺纹理增多紊乱,可见点片状阴影。诊断为慢性阻塞性肺疾病急性加重,呼吸道感染,Ⅱ型呼吸衰竭,慢性肺源性心脏病。给予心电监护、吸氧、抗感染、解痉、化痰、利尿、补钾等治疗,在治疗中不断监测心功能和电解质的变化。经过8 d的治疗患者病情稳定,心电监护已停。因病情好转准备调整治疗方案为出院做准备,管床医师与患者家属充分沟通病情后,发现当天复查电解质中血钾6.0 mmol/L,遂交代家属停止服用补钾药物并停医嘱。临近下班医师未做其他的治疗,也未与值班医师交接患者情况,遂下班回家。第二天家属发现患者呼叫不醒,神志不清,脉搏虚弱,遂叫值班医师、护士进行抢救,经过积极的抢救治疗,患者生命体征恢复,但因病情危重,血压不稳定,转入ICU进一步治疗。家属认为管床医师治疗中对检查结果处理不及时、不负责任,增加患者的痛苦和医疗花费,欲提起诉讼。

#### (二)医学分析

慢性阻塞性肺疾病(COPD)简称慢阻肺,其特征为持续存在的气流受限,伴有气道和肺对有害颗粒或气体所致慢性炎症反应性增加。一般病程较长,依据气流受限的程度分级可分为轻度、中度、重度、极重度。慢阻肺主要累及肺,但也可引起全身的不良反应。常常因为感染导致疾病急性加重。急性加重和并发症影响整体疾病的严重程度。在急性加重期合并呼吸衰竭、慢性肺源性心脏病时需要住院治疗。此时治疗时除了对慢阻肺,同时需要治疗呼吸衰竭和右心衰竭。在右心衰竭时会有利尿剂的应用,注意监测电解质和心脏情况,高钾和低钾对心脏的影响均较大,不利于整体病情的恢复。对于高钾的处理,除了停用含钾的药物,增加排出,加强利尿,使用碳酸氢钠、钙剂,必要时可采用血液透析等。

## （三）病情处理

患者诊断为慢性阻塞性肺疾病急性加重、Ⅱ型呼吸衰竭、慢性肺源性心脏病,心功能不全。心功能不全,给予利尿、补钾、扩冠等治疗。治疗期间医师发现了血钾监测结果的异常,告知家属停药,临近下班其他未做处理。高钾对于心脏有抑制作用,会出现严重的心律失常或其他不可预料的后果,但医师发现情况后处理不积极,除了停用补钾药物,未查看患者情况,未给予心电监护,未和值班医师和护士交班,需要夜间重点观察,造成患者晨起时病情加重,虽然病情加重不一定完全是因为高钾引起,但医师是有责任心不强,医德有缺陷,存在医疗过错的。

## 二、伦理研讨

### （一）伦理法规依据

在医疗实践中,如果医务人员采用某些可以预见对于患者不利的措施和行为,不论原因如何,都是违背医学道德的。医务人员虽然有治好患者的动机,但却因疏忽大意而造成医疗差错或事故,这样是违背医学道德的,情节严重的要给予纪律处分,甚至追究法律责任。

有过失的医疗纠纷是指由于医护人员的过错而造成对患者的损害结果,而医患双方对其损害结果的认定存在分歧而产生纠纷。有过失的医疗纠纷责任通常在医护人员一方。根据伤害程度的不同,有过失的医疗纠纷又可分为医疗事故和医疗差错。两者主要差别在于伤害结果程度不同。造成严重后果的属于医疗事故,而未造成严重后果或者说未达到医疗事故分级标准规定的损害程度的定为医疗差错。医疗差错可根据对患者的损害程度分为一般医疗差错和严重医疗差错。一般医疗差错是指未给患者造成额外的痛苦,没有产生不良影响,但不符合医务人员的责任要求或技术要求,医务人员操作确实存在过错。严重医疗差错一般指当医务人员的过失已经给患者造成了一定的不良后果,但没有造成明显的人身损害后果。如增加痛苦,增加经济支出,延长治疗时间,出现轻度并发症或后遗症等。

而医疗纠纷的形成有以下原因:医疗机构的管理原因;医务人员的技术、服务和责任心问题;医务人员的不正之风;满足患者需求等原因。具体为:①不善于与患者沟通,表达不清产生误会。②服务态度冷漠、语言生硬,甚至出言不逊、恶语伤人,患者难以接受。③作风粗疏,敷衍塞责,粗心大意,造成差错或事故,加重了患者的痛苦。④缺乏生命责任意识,对复杂疑难疾病患者,不同科室之间互相推诿,患者来回奔波,延误了诊治。⑤缺乏岗位责任意识,造成患者不能及时诊治或病情变化时不能及时处理。在所有的医疗纠纷中由于医护人员的责任心不足而造成的过失性医疗纠纷占有较大部分比例。

### （二）案例处理分析

在本案例中是相关医务人员责任心不强。主管医师对高钾血症的严重性认识不足,处理不及时、不到位,没有进行积极的诊疗和观察,在高钾血症的情况下仅仅停药,心电监护等治疗未进行。医疗安全核心制度执行不严格。主管医师未针对患者情况进行重点交接班。值班医师在值班期间对患者的病情未进行及时观察,未能及时发现患者病情变化并采取相应的救治措施。值班护士未按照有关制度对患者进行及时巡视和观察。反映出医师未遵守岗位责任制,医德医风建设存在较为突出的问题,对患者不负责任、不恪守职责,病情处理不及时。患者病情加重的原因:一方面是基础心脏疾病,另一方面是高钾血症医师处理、抢救不及时,工作不负责,护士对患者夜间观察不仔细、发现不及时是有关系的,应负有道德责任。没能做到善于观察,发现问题,及时处理,不符合"热爱本职,精益求精"的道德要求。

### （三）社会学分析

医学的道德理念是救死扶伤、防病治病、全心全意为人民健康服务。而道德理念不能仅仅停留在思想上,更要去实施。具体表现为四种情形:第一种是自私、自利的医德境界,他们置患者利益于不顾。第二种是先私后公、先己后人的医德境界,这些医务人员缺乏高度的责任心。第三种是先公后私、先人后己的医德境界,把患者利益、社会利益放在自己利益的前面,懂得顾全大局。第四种是为了患者利益、社会利益无私奉献的大公无私的医德境界。

医疗纠纷定义为包括因医疗事故、医疗差错引起的人身、财产损害赔偿纠纷和因医疗服务合同引起的纠纷。医患矛盾的核心问题是利益问题,随着全民公费医疗的终结,社会保障体系建设不完善,医疗花费高与中低收入者承受能力之间的矛盾,医患双方信息不对称,医疗有侵袭性、未知性及个体差异等特点,会造成相关疾病不同个体治疗效果的巨大差异。

本案例属于严重医疗差错的情况,因医务人员的过失给患者造成了一定的不良后果,增加了痛苦,增加了经济支出,延长了治疗时间,出现了轻度并发症等,属于民事纠纷。医务人员是存在过错的,患者家属诉诸法律进行判断。

### 四、结语

在医疗工作中医师应有高度的岗位责任心,正确处理个人与患者的关系,把患者利益、社会利益放在自己利益的前面。顾全大局,急患者之所急,痛患者之所痛,不怕苦,认真履行自己的职责和道德准则,维护患者的利益,对于患者的情况要及时处理,减少医疗纠纷的发生。

（李静静）

## 一、案例概述

### (一)案例描述

> 女方张某,24 岁,男方黄某,25 岁,因"结婚 3 年未避孕未孕"来院就诊。女方检查未见异常;男方检查精液分析为无精子症,且经检查染色体核型为 46,××;男科体检:阴茎幼稚型,阴囊不明显,未触及双侧睾丸;内分泌检查:雄激素增高;24 h 尿 17-酮类固醇增高;超声提示:幼稚子宫,双侧卵巢正常,未见睾丸、附睾等组织回声。诊断为:假两性畸形,先天性肾上腺皮质增生症。夫妇双方至生殖医学中心就诊,希望通过检查明确不孕原因,并希望通过助孕方式来生育子代。

### (二)医学分析

两性畸形是指一个个体的性器官有着男女两性的表现。其发生原因在于性染色体畸变,雄激素分泌异常导致胚胎期性器官发育异常。一般根据性染色体、染色质、性腺及外生殖器的不一致,可分型为男性假两性畸形、女性假两性畸形和真两性畸形。两性畸形一旦发现,首先需要考虑的就是性别的定位选择,在此过程中,根据社会性别的心理发展及患者和家属的意愿取舍为主,根据性腺、性器官的优势取舍为次,患者本人的心理性别必须放在首位,而且是性别定位选择的第一原则。两性畸形患者在生理上患有两性畸形,但他(她)们从幼年开始已经有了固定的心理性别。他(她)们的心理性别极有可能和实际上的生理性别差之千里。但这种心理性别是出生后由于家长对性别认定错误或在长期抚养中已经形成的,大量病例和研究都已证明,人的心理性别一旦形成就会长期固定下来,任何技术或社会原因想改变它都几乎是徒劳的。

考虑到"男方"社会性别的稳定性,在详尽告知夫妇尤其女方,"丈夫"的生理性别是女性后,夫妇双方均知情同意并要求行供精人工授精(AID)助孕治疗。AID 是指通过非性交的方法,于适宜的时间将供精者的精子注入女性生殖道内,以达到受孕的一种生殖技术。其适应证有:①无精子症、严重的少精症、弱精症和畸精症;②输精管绝育术后期望生育而复通术失败者及射精障碍等;③男方和(或)家族有不宜生育的严重遗传性疾病;④母儿血型不合不能得到存活新生儿;⑤原因不明的不育。禁忌证:①女方因输卵管因素造成的精子和卵子结合障碍;②女方患有生殖泌尿系统急性感染或性传播疾病;③女方患有遗传病、严重躯体疾病、精神心理障碍;④有先天缺陷婴儿出生史并证实为女方因素所致;⑤女方接触致畸量的射线、毒物、药品并处于作用期;⑥女方具有酗酒、吸毒等不良嗜好。虽然 AID 助孕治疗的适应证内未涉及两性畸形相关内容,但本案夫妇情况符合男方无精子症,无 AID 禁忌证。

### (三)病情处理沟通

生殖医学中心主任经过充分沟通,并向夫妇双方详细解释了不能生育的原因,男方虽然社会学性别是男性,具有男性的外生殖器特点,但是生理学性别是女性。夫妇双方经过商议后,坚持维持家庭的完整,要求通过人工助孕的方式生育。

### (四)案例处理审议

该机构生殖医学伦理委员会受理申请并进行了审议,该伦理委员会成员认为,男方虽然生理性别是女性,但是其社会性别为"男性",具备合法结婚证,此夫妻应享有生育权,并且符合行供精助孕的适应证,可以申请给予供精助孕。

## 二、伦理研讨

### (一)伦理法规分析

根据《中华人民共和国人口与计划生育法》规定,"公民有生育的权利",两性畸形患者作为公民,结婚生育并不存在法律上的障碍,应该尊重其生育权。该夫妇不存在《中华人民共和国民法典》中规定的禁止结婚的情况,故双方婚姻合法。目前我国辅助生殖技术的主要法律依据是 2003 年原卫生部重新修订的《人类辅助生殖技术规范》《人类精子库基本标准和技术规范》《人类辅助生殖技术和人类精子库伦理原则》等相关文件。其中虽未对两性畸形患者的助孕治疗做出明确规定,但针对 AID 治疗的适应证及禁忌证做出了明确规定,据此,为该夫妇实施助孕治疗是符合我国法律规定的。

两性畸形患者所在家庭在助孕治疗前后,其家庭隐私的保密和保护至关重要,这不仅关系到患者的生活环境、社会行为,也关乎患者家庭的幸福,更关乎社会的和谐。隐私权是指自然人享有的对其个人的、与公共利益、群体利益无关的个人信息、私人活动和私有领域进行支配的人格权。《中华人民共和国民法典》第一千零三十二条规定"自然人享有隐私权,任何组织或者个人不得以刺探、侵扰、泄露、公开等方式侵害他人的隐私权"。

### (二)案例处理分析

本案例在告知患者不孕原因后,在临床诊疗过程中存在两个问题值得讨论分析:一方面是两性畸形患者的个人性别选择,应该是在十分慎重的综合考量和评估后才能进行确定,除遵循心理性别第一原则外,还需要考虑性别定位选择后社会及生活环境、工作环境因素,以及在求学、择业和将来组建家庭等方面的全部生活内容,然后医务人员根据最终结果决定如何进行外生殖器的手术改造等医疗服务。本案例中的"男方"在过去 25 年的社会生活中已形成较为稳定的性别认识,医务人员告知其真实情况后,"男方"坚决拒绝变性手术恢复生理性别,要求保持原心理性别。且女方对其"丈夫"的生理缺陷和畸形有较清楚的认识。医务人员要充分尊重夫妇双方完全知情同意后的选择,最大程度保护其隐私权。另一方面,是假两性畸形的患者生育问题,因为"男方"生殖系统畸形,无生精功能,无法自然妊娠,要求供精助孕,经进一步伦理分析讨论后决定给予供精助孕。

### (三)社会学分析

从社会心理而言,该家庭为合法的异性婚姻,"男方"两性畸形对家庭稳定性的影响较低,和其他行 AID 治疗的家庭环境相比,该家庭子代生长环境并无特殊。另外,针对本案例来说,除了"男性患者"的自我性别界定之外,更应该关注和照顾的是本案中的妻子。女方对其"丈夫"的情况知情后认可,她个人做出了很大的牺牲,选择和丈夫保留婚姻,继续生活,并且自愿要求 AID 助孕治疗,符合知情同意及自主原则。

医务人员更要向她讲到助孕成功后的各种各样的情节,帮助她暂时缓冲掉眼前急切要孩子的心情,理智的面对孩子的教育、抚养等问题。人类的生育应当是"负责任"的,一旦院方提供帮助,进行了供精、人工授精助孕,出生了后代,孩子是维系家庭稳定的重要纽带,孩子也许能让这个特殊家庭更加牢固,因为丈夫和妻子都清楚地认识到自己的社会定位,他们应该而且很可能会给孩子更多的关爱。但是任何家庭关系都不能保证是一成不变或绝对稳定的,不排除女方在将来有可能因"丈夫"两性畸形导致婚姻关系的破裂,如果孩子判决给女方,那么妻子一人抚养孩子会很艰辛,单亲家庭孩子的心智能不能得到足够的呵护,能不能健康成长? 如果判决给"丈夫",同样的问题摆在面前;另外"丈夫"能不能或者会不会再次组织家庭,第二任妻子能不能客观对待丈夫和这个与俩人都没有血缘关系的后代。当然该夫妇经过深思熟虑后要求做助孕,院方也不能因为这些可能的隐患而拒绝为该夫妇行助孕治疗,显然违背了伦理公平原则。

医师在夫妇双方均知情同意并要求 AID 助孕治疗的基础上,为该夫妇实施了助孕治疗,使其家庭完整,不仅帮助维系家庭稳定、获得生活幸福,符合患者利益第一原则,而且利于社会和谐稳定。

### 三、结语

针对本案例中的夫妻双方,虽然"男方"生理性别是女性,但是社会性别为男性,并且持有合法的结婚证,因此,我们在治疗过程中严格贯彻有利于患者原则、知情同意原则、保密原则、自主原则等伦理观念,在不损害他人及社会权益的同时,给予患者帮助,满足患者生育需求,使他们像正常人一样融入主流社会,并能生活幸福美好。

（孙莹璞　胡琳莉）

## 案例30　男方服刑期间进行辅助生殖技术助孕

### 一、案例概述

#### （一）案例描述

雷某(男)和陈某(女),婚后 5 年过去了,陈某的肚子还是未见动静。当地很重视生育,这让他们感到很大压力。2016 年夫妻双方到省城进行详细的检查。结果显示,男方精液基本正常的,女方子宫输卵管造影为双侧输卵管堵塞。医师建议行"腹腔镜下双侧输卵管整形术"或者试管婴儿助孕,后者是较好的一个助孕治疗手段。

于是,夫妻俩就决定做试管婴儿助孕。前期很顺利,陈某很快就被安排进行促排卵和取卵,并且进行新鲜周期胚胎移植,剩余 6 枚囊胚进行冷冻保存。不幸的是新鲜周期未能怀孕。在等待再次移植的过程中,雷某因经济问题判刑 4 年。夫妻俩考虑到服刑 4 年时间太久,等出狱时候双方年龄都相当大了,遂决定先进行冷冻胚胎移植。根据生殖中心的规定,进行冷冻胚胎移植前需要夫妻双方签署相关同意书及验证指纹、核实身份。由于男方被关押期间不能来医院进行相关手续,所以向生殖中心表达希望在男方服刑期间进行胚胎移植的要求。

### （二）医学分析

双侧输卵管梗阻是配子运输障碍的原因之一，进而导致患者不孕，属于实施体外受精-胚胎移植适应证范围。患者夫妇原先按照卫生部门制定的辅助生殖规范要求进行前期的辅助生殖治疗，过程均合法、合规，在医疗上也完全符合医疗原则。已有研究显示，患者年龄过大的情况下，胚胎移植的成功率会降低，因此，患者担心年龄过大影响妊娠成功率是有医学根据。此后冷冻胚胎移植程序中，因未能提供男方签字可导致治疗过程停顿或暂停。如果在法律上能够有途径进行相关手续的完善，那么相应的冷冻胚胎移植操作是可以进行的。

## 二、伦理研讨 ▶▶▶

### （一）案例处理分析

本案例由于涉及犯案的服刑人员，因此受到伦理委员会的关注。男方目前服刑，其自由活动受到限制，因此不可以自由办理辅助生殖所必需的手续，但是法律上并未剥夺其生育权。

从自主原则和公正原则来考虑，夫妇双方很清楚目前男方仍在服刑阶段，但夫妇要求继续辅助生殖技术，希望通过移植解冻胚胎获得妊娠。应该说，这是夫妇双方深思熟虑后所做的决定。根据自主原则，应充分尊重夫妇双方的决定。医务人员也应该根据公正原则来为患者实施辅助生殖技术，不应因男方是服刑人员而对女方有歧视。

从有利于患者的原则和最优原则来考虑，如果患者可以完善法律手续，医务人员应该充分理解患者担心年龄增加影响妊娠成功率的担忧，并在患者完善相应要求的法律手续后给予患者最优的治疗方案。夫妇双方经历了多年不孕的痛苦，孩子的出生将有利于家庭的稳定，以及男方的改造。

从保护后代原则来考虑，由于父亲是孩子健康成长中不可缺少的角色，而本案例孩子出生后将可能面临较长时间父爱的缺失，这将不利于孩子的个性发育。孩子出生后，虽然有母亲照顾，但毫无疑问女方面临的家庭经济及精神压力必然比正常婚姻家庭大，这也对孩子的成长发育可能存在负面影响。因此，需要考虑这时候是不是移植胚胎的合适时机，并向患者进行充分解释，由夫妻双方充分知情后再自主做出决定。

### （二）伦理法规分析

生育权是每一个公民的基本权利。目前《中华人民共和国刑法》《中华人民共和国民法典》等法律无针对服刑人员的生育权利限制条款，并没有剥夺服刑人员男方的生育权利。如果按照规章办理了相关公证手续，合法委托女方单方处理冷冻胚胎移植事宜，只要过程没有违反刑法及计生条例，应该给予支持。本案例中夫妻目前仍然是婚姻状态，又有共同生育后代的意愿，可以通过咨询专业律师人士，办理相关手续，委托女方继续进行辅助生殖的治疗。根据相关规定，每次开展冷冻胚胎移植前，夫妻双方必须签署知情同意书。但本案例男方在服刑期无法来生殖中心签署相关文件，故要求每次冷冻胚胎植入前，男方必须签署授权委托书，由被委托人携带《授权委托书》来生殖中心签署知情同意书。签署相关知情同意书时男女双方应出具相关证明，证实进行冷冻胚胎移植时双方婚姻关系合法存续。

如果能够完成上述程序，可以允许男方服刑期间进行人工辅助生殖。

### （三）伦理情理讨论

本案出于中国家庭观念的考虑，可以理解并同情患者双方急迫需要孩子的心理。男方因为需要凑钱交后续的胚胎移植费用而走上违法犯罪的道路是错误的，理应受到法律的制裁，但男方接受法律制裁后已有悔过之心，同时法律也未剥夺其生育权，且男方犯罪动机上是为了生育孩子，而孩子出生的本身想必会给犯罪人员未来带来希望，有利于促进其改造。但令人担忧的是，如果完善法律相关手续后,女方进行胚胎移植怀孕了,孩子出生后可能将会面临父亲入狱而缺少父亲的陪伴,家庭经济压力也会更加严峻。

### (四)社会学分析

触犯刑法的犯人罪有应得,一方面法律应该给予犯人一定的合法的惩罚,另一方面其不该承受的惩罚不应该随意追加。这样执行的法律才是可量的。本案例中雷某已经受到了刑法相应处置,但是在其他方面的权利,法律还是会保护他的。因此,从法律上应该支持其生育权利的实施。

## 三、结语

虽然从刑法角度,患者男方触犯法律,受到应有的制裁,但是其生育权利并没有被剥夺。如进行合理的法律公证委托手续,在监狱中服有期徒刑的罪犯是可以授权委托妻子继续进行辅助生殖技术事宜的。患者夫妻可以联系专业律师和相关公证人员,按照合法的程序在狱中进行授权委托的程序,完成书面的委托书,注明委托有效期限等。然后,将文本原件带回生殖中心进行签署同意书等相关事宜。因此从医学、法律及伦理三方面考虑,建议考虑男方通过正式的法律程序及公证委托妻子进行辅助生殖治疗。

(孙莹璞　胡琳莉)

## 案例 31　"中国首例八胞胎"事件

## 一、案例概述

### (一)案例描述

广州一富商结婚数年,早期为事业打拼一直未要小孩,经过多年奋斗最终事业取得成功,但此时夫妻双方年龄也越来越大,因此,怀孕生子成为这个家庭的头等大事。但是夫妻双方在积极备孕几年后仍未怀孕,怀着迫切的心情,2010 年富商夫妇进行了试管婴儿技术助孕,这次试管婴儿助孕他们获得了 8 枚胚胎,为增加怀孕的概率,决定同时把 8 枚胚胎全部移植。于是他们找来两位代孕妈妈,再加上妻子自己共 3 个"妈妈"采取"2+3+3"队形进行胚胎移植,意想不到的是 8 个胚胎都成功了。喜出望外的富商夫妇考虑到自己多年来求子路程的艰辛,而且经济上也能承受孩子们的生活、教育费用,因此,决定把 8 个孩子全部生下来。最后生下 4 男 4 女八胞胎,被称是"中国首例八胞胎"。本案例曝光后,广东省成立联合调查组,对省内的各级医疗机构进行排查,认定"八胞胎"系国内的非法"地下代孕机构"所为。这条社会新闻顷刻间引起舆论关注,并引发关于政策、法律、观念、伦理的一系列争论。

### (二)医学分析

本案例涉及代孕,代孕的适应证是子宫有严重的疾病无法生育的女性,如因疾病子宫切除术后、先天性无子宫或子宫发育不良等。本案例中富商妻子子宫发育正常,具备正常受孕能力,不具备代孕的医学指征。非法"地下医疗机构"为富商夫妇实施代孕严重违背了基本医疗原则。

辅助生殖技术本是为帮助不孕人群孕育自己孩子而产生的一项造福人类的技术,而八胞胎事件完全是辅助生殖技术被滥用的例子,它被利用到让 2 个第三方出租子宫,冒着生命危险为有钱人怀孕并生育三胎,应坚决杜绝。通过代孕出生的孩子,如果知道了自己的出生情况,可能会对孩子的心理造成困扰,到底谁才能算自己真正的母亲,提供卵子的母亲还是怀胎十月生下他们的代孕母亲? 如果通过代孕母亲出生的孩子不能获得同等待遇,对孩子的健康成长也会造成不利影响。

代孕母亲辛苦怀胎十月分娩,难免会对胎儿产生感情,极有可能在胎儿分娩后违背协议不愿放弃小孩的抚养权而产生一系列纠纷。此外,在非法医疗机构实施代孕,如为多胎妊娠,又出现早产,或代孕出生的孩子有先天畸形或智力问题,提供胚胎的夫妇不肯取回,或这对夫妻离异,拒绝取回委托代孕分娩的孩子,代孕妇女与中介机构签署的合同为非法合同,因此,就面临着既拿不到代孕费,代孕生出的孩子又无法得到法律保护等情况,由此产生的一系列社会问题都不容小视。

### (三)病情处理

我国 2003 年修订的《人类辅助生殖技术规范》中强调要求:"对于多胎妊娠实施减胎术,严禁三胎和三胎以上的妊娠分娩。"其原因在于多胎妊娠在妊娠和分娩过程中,对母胎均有巨大的危害性,甚至会危及产妇和胎儿的生命。在临床上,自然妊娠中出现多胎妊娠的发生率是极低的。近年来,由于不孕症患病率逐年升高以及辅助生殖技术的快速发展,由辅助妊娠技术带来的多胎妊娠逐渐增多,甚至有些生殖中心的多胎妊娠率高达 30%。在此基础上,2003 年欧洲生殖学会就把双胎妊娠定义为体外受精技术的并发症,国际上有关学术团体均制定了指南和规定,推广单胚胎移植,以降低多胎妊娠的母胎风险。近年来,为保障不孕症患者接受辅助生殖技术后妊娠期的安全性,我国的生殖中心逐渐开始开展单胚胎移植。在本案例中,非法代孕机构不顾患者及代孕母亲的安全,分别为其植入 2 枚、3 枚、3 枚胚胎,且发现多胎妊娠后没有为其施行减胎手术,将患者、代孕母亲以及胎儿都置于极大的风险之中。患者及代孕母亲妊娠期发生严重产科并发症如妊娠期高血压疾病、妊娠糖尿病、贫血、羊水过多、前置胎盘、产后出血、羊水栓塞等风险大大升高。一旦发生产后出血或羊水栓塞,则面临着需要切除子宫、多器官衰竭的风险,死亡率极高。另外,多胎妊娠时,胎儿亦面临巨大风险,包括自然流产、胎儿畸形、胎儿宫内发育迟缓、早产、低出生体重儿、双胎输血综合征等,严重影响胎儿的正常生长发育,危及胎儿安全。

## 二、论理研讨

### (一)伦理法规分析

根据《辅助生殖伦理与管理》中总结的辅助生殖伦理学基本原则,八胞胎案例违反了多项辅助生殖伦理学的基本原则。

根据有利于供受者的原则,辅助生殖技术须使用最有利于患者的资料方案,使供、受者均收益。代孕母亲作为胚胎的"受者",非法有偿提供自身的子宫作为他人生育孩子的工具,在整个妊娠和分娩过程中承担的巨大风险,甚至存在着代孕母亲死亡的威胁,显然是违反了有利于供、受者的原则。

根据保护后代的原则,多胎妊娠对胎儿的风险是巨大的,为了保护后代,我国 2003 年修订的《人类辅助生殖技术规范》中强调要求:"对于多胎妊娠实施减胎术,严禁三胎和三胎以上的妊娠分娩。"本案例中,患者妻子加上两个代孕母亲,分别孕育双胎、三胎、三胎。在妊娠和分娩过程中,胎儿发生并发症的风险巨大。另外代孕母亲、遗传母亲与子女之间的母子关系难以界定,容易出现社会关系混乱。代孕可能破坏传统家庭结构,引起继承、抚养等问题,并对孩子成长不利,可能对子代造成长远的不良影响,有悖于保护后代的原则。

根据严防商业化的原则和严禁技术滥用原则,《辅助生殖伦理与管理》中明确指出:"医务人员不能受经济利益驱动而滥用人类辅助生殖技术。辅助生殖技术属于限定使用技术,禁止使用代孕技术。"人类辅助生殖技术是一种为了帮助不孕夫妇获得自己孩子的助孕治疗方法,不应该成为某些有钱人通过金钱购买她人子宫为自己生育孩子的工具。在本案中，非法有偿代孕使得代孕母亲的人格和身份变成了一种工具状态，代孕母亲出租子宫不是为了帮助他人，而是为了获取报酬，生殖器官变成一种可租用的商品，怀孕的孩子也变成了一种商品，潜在的风险不亚于器官买卖。地下医疗机构为了自身经济利益，无视国家法规，为他人实施代孕技术，完全是违法、违规对辅助生殖技术的滥用，也是对他人生育权的滥用和践踏，严重违背了辅助生殖伦理学基本原则中的严防商业化原则和严禁技术滥用原则。

根据社会公益性原则，要求辅助生殖技术在实施过程中应当贯彻社会公益性原则，医务人员必须严格贯彻国家人口和技术生育法律、法规，不得对不符合国家人口和计划生育法规和条例规定的夫妇和单身妇女实施人类辅助生殖技术。八胞胎事件公然违反了社会公益原则，不但是对我国计划生育政策的挑战，更是对平等生育权利的挑战。广州的这位富商通过代孕的方式产下 8 个子女，是严重违反我国计划生育基本国策的，有关管理部门已对该问题进行了严肃的查处和惩罚。本案例的发生加剧了社会生活中人们生育权的不平等，严重违反了我国的计划生育政策，有违社会公平和公正，不利于社会的和谐稳定。

从知情同意原则、不伤害原则、最优化原则来说，本案中涉及 3 个孕母的多胎妊娠问题，本案中地下医疗机构并未将多胎妊娠的风险告知孕母，每个孕母都移植了多个胚胎，在成功妊娠后没有采取多胎妊娠减胎术，完全不考虑多胎妊娠对母亲身体可能带来的流产、早产、妊娠期高血压疾病、妊娠糖尿病等产科并发症，甚至可能出现的多胎妊娠导致子宫收缩乏力、产后失血性休克或羊水栓塞，从而需要手术切除子宫，导致代孕母亲失去生育能力，严重时甚至有失去生命的风险。这样的行为是伦理上所不能容忍的，严重违反了辅助生殖伦理学基本原则中的知情同意原则、不伤害原则、最优化原则，也违背了母婴保护法。

### (二)案例处理依据

"八胞胎事件"违背了以下的卫生行政法规规定：2003 年我国原卫生部颁布的《人类辅助生殖技术规范》中关于"技术实施人员行为准则"规定，实施人类辅助生殖技术时须严格遵守国家计划生育政策，并且明确规定禁止实施代孕技术。《人类辅助生殖技术管理办法》也明确规定，开展人类辅助生殖技术的医疗机构如果实施代孕技术的，由省、自治区、直辖市的人民政府卫生行政管理部门给予警告，处予三万元以下罚款，并给予有关人员行政处分。构成违法犯罪的依法追究刑事责任。按照《中华人民共和国人口与计划生育法》规定：公民有生育的权利及依法实行计划生育的义务。

然而，随着人类医学技术的发展和社会的进步，也带来了一系列新的相关社会问题。本来法律应该是规范和管理这些社会问题的，法律的出台往往是滞后于这些社会问题的。具体到代孕问题，按照原卫生部管理规定是明确禁止代孕行为，特别是禁止以任何形式买卖配子和胚胎，所有代孕都是非法的，开展代孕的机构绝大多数都是地下非法机构，没有实施辅助生殖技术资质。因此，代孕机构及参与代孕的各方合同缺乏合法性，是无效合同，代孕母亲的切身利益就没法得到保障。当代孕母亲在治疗过程中，或孕产期出现并发症及人身意外等情况时，就没有相应的法律、法规给予保护。因此，无论从保护母婴健康还是从实施人类辅助生殖技术管理规范和行为准则要求，都应该严禁代孕，严禁多胎妊娠。

按照国家目前法规，请人代孕的涉事人员如通过代孕获得多个孩子，如果不是国家公职人员或事业单位人员，唯一的处罚仅是征收社会抚养费用。对于这种以罚款代管理的办法，对于富人阶层缺乏有效性和针对性，难以限制富人阶层生育，或请人代孕生育过多的子女。目前对于非法赠卵及代孕等违规行为，国家尚无明确法律、法规进行规范管理，而卫生行政部门相关管理规定属于行政法规，只对医疗机构有效，对于实施违规行为的地下医疗机构、患者以及中介机构，没有足够的威慑能力，只能期待国家针对此类问题进行深入讨论，制定相应法律、法规，依法办理，依法管理。

对于违规开展人类辅助生殖技术的医疗机构,以及违规实施代孕、非法赠卵等助孕技术的医务人员以及中介,我国目前的立法力度不够,还没有在法律层面给予制约和打击,只有行政管理规定,所以在执法过程中很容易出问题,没有度可以进行把握。同时也存在由谁来执法、执法的主体是谁,执法的力量通过什么手段来体现,一旦违规,各方究竟如何处罚,如对该家庭的处罚是按胎数计算还是按小孩数计算,对于代孕母亲是否需要处罚,对于实施代孕技术的医疗机构、医务人员如何处罚等问题。如果只是有法规,没有相应的法律出台进行制约,为金钱利益所趋,就会有层出不穷的地下医疗机构和从事辅助生殖机构的医务人员为市场需求者实施违规的技术操作,因为他们认为所有这些操作只违规,不违法,惩罚力度是可以接受的。所以针对上述问题,国家首先要加强立法,包括卫生管理部门要负什么责任,卫生监管人员要负什么责任,非法开展人类辅助生殖技术的地下医疗机构及其工作人员该如何处罚,非法给患者实施代孕等助孕技术的医务人员应该如何处理等问题都有法可依,充分发挥法律的威力,才能从根本上杜绝类似的问题产生。

### (三)社会学分析

八胞胎事件震惊全国,给社会带来了极其恶劣的影响。代孕技术目前在多数国家是立法禁止的,大多数欧洲国家都明令禁止代孕,只有英国在严禁商业化代孕和查处代孕机构的同时,允许自愿性的代孕和给予酬金。而在澳大利亚,代孕母亲在法律上则被视为孩子的合法母亲,任何将孩子监护权转给他人的代孕合同均视为无效。我们国家同样禁止代孕。目前社会上存在很多非法赠卵及代孕的机构,导致发生了很多社会乱象,影响极其恶劣。"八胞胎事件"的曝光让我们看到了生命伦理、风俗文化和管理制度缺位导致的错综复杂的现象,只有正视问题,寻找解决问题的方法,才能推动医学新技术应用的健康发展和社会进步。有人认为八胞胎事件中经济实力雄厚的人可以利用金钱雇人生育,想生多少就生多少,而经济困难的妇女,无论是否婚育,都可以出租子宫为他人生育孩子,获取一笔经费,这加剧了社会的贫富不公;同时也打破了生育权的平等。

医学伦理学家、社会学家认为,八胞胎事件暴露了一系列伦理问题:扰乱了亲子关系的界定,亲生母亲竟然不是血缘遗传关系的母亲,将代孕母亲的人格以及相应的身份都变成了一个工具状态,子宫商品化、胚胎商品化,扰乱了社会的公平公正和伦理人情。法律专家认为,我国关于辅助生殖技术方面的立法不够,各个监管部门职责不明确,因此需加强立法,形成一套行之有效完善合理的管理办法,让辅助生殖技术真正惠及全体人民群众。八胞胎事件再次使我国地下代孕市场浮出水面。传统的生育观念和巨大的经济利益催生了"地下代孕"产业的形成,而且有愈演愈烈的趋势,社会各界广泛热议。在这种情况下,就我国仍然客观存在而又难以有效禁止的地下代孕市场,如果没有更合理、更有效的措施来规范管理,如果国家不立法,没有强有力的法律作后盾,仅仅根据现有的法规去制约,对非法开展代孕的医疗机构、中介机构和实施代孕操作的从业人员所能采取的措施极为有限,也就是说,开展代孕的经济利益极大,处罚成本极低,因此,代孕这个问题是很难从根本上得到解决的。

在目前这种代孕猖獗、乱象横生的情况下,建议政府严加查处,加大对非法开展代孕等人类辅助生殖技术医疗机构的打击力度,按无证行医从严给予相应的法律惩罚;对于在地下从事代孕等辅助生殖技术的从业人员,应吊销其执业医师资格证,终生限制其再从事人类辅助生殖技术。

## 三、结语

由于利益驱使,目前地下卵子交易及代孕市场的非法活动日益猖獗,八胞胎事件作为一个极端的案例产生,进而引起了社会的广泛关注。说明我们的法律、法规仍然有不尽完善的地方,我们的监管仍然有不到位的地方,我们进行人类辅助生殖技术的从业人员,仍然有非法为他人实施代孕技术的人存在。由此产生的一系列有悖于法理、有悖于伦理的问题,仍有待于人们去进一步寻求更好的方法解决。作为从事人类辅助生殖技术的医疗机构和医务人员,一定要严格遵守国家的法律、法规,坚决遵守辅助生殖伦理基本原则,严格按照国家《人类辅助生殖技术管理规范》和《人类辅助生殖技术和精子库伦理原则》要求开展辅助生殖技术,一定不能为利益所趋,在地下非法机构从事非法助孕技术。

辅助生殖技术对人类自然生殖方式和传统伦理道德观念提出了重大挑战,它所涉及的伦理问题是任何人都无法回避的现实问题。人类辅助生殖技术所带来的挑战,仅仅依靠伦理监督,或强化从业人员的职业道德操守和法律意识,加强卫生行政部门的监管都是不够的,关键是需要由健全的法律、法规加以管制。为防止八胞胎事件的再次发生,除了加强从业人员对辅助生殖技术的伦理培训和学习,还需要进一步健全辅助生殖技术相关法律、法规,加强政府监管、加大处罚力度,同时提高从业人员的职业道德和法律意识,促使辅助生殖技术的实施更加规范。

(孙莹璞　胡琳莉)

## 案例 32　人类辅助生殖技术伦理——代孕母亲

### 一、案例概述

#### (一)案例描述

1985 年,美国新泽西州的斯德恩因妻子伊丽莎白不能生育,与怀特海德通过不孕中心签署了代孕合同,利用人工授精技术,把斯德恩的精子和伊丽莎白的卵子合成受精卵植入怀特海德子宫里,并向怀特海德支付 1 万美金雇佣其代孕,孩子出生后由斯德恩夫妇收养,终止怀特海德母亲权利的一切手续。1986 年 3 月 27 日在新泽西州的 Monmouth 城市医疗中心"Baby M"出生。但怀特海德声称她与"Baby M"感情深厚,难割舍母女之情,拒绝把"Baby M"交给史德恩夫妇,并带着"Baby M"在生后 3 个月里,先后换了 20 次居所,同时威胁自杀和杀死孩子,最终闹到法庭。1987 年 1 月 5 日开庭,地方法院法官支持代孕合同具有法律效力,判定怀特海德必须把"Baby M"还给史德恩夫妇,史德恩夫妇支付怀特海德 1 万美元酬金。同时为了维护孩子权益,不允许怀特海德再与"Baby M"见面。怀特海德不服判决结果上诉,1998 年 2 月 2 日新泽西州高级法院一致同意推翻地方法院的判决,认为代孕合同无效,怀特海德是"Baby M"的合法母亲,拥有探视权。

#### (二)医学分析

孩子是联结家庭的纽带,对婚姻的巩固起着至关重要的作用。然而,由于环境污染,生存发展压力的增大,越来越多的家庭遭遇不孕不育的困扰。随着生殖科学的快速发展,辅助生殖技术难关的突破,为不孕夫妇带来了福音,由此诞生了代孕的市场。代孕,即代替他人孕育,是指孕妇女接受他人委托,借助人工辅助生殖技术将他人的胚胎植入自己的子宫,代替他人孕育胎儿以及分娩新生儿的行为,代人妊娠的妇女被称为代孕母亲。随着辅助生殖技术的迅速发展,世界各国陆续开始有人委托代孕母亲怀孕生子,为不孕症家庭带来了希望的曙光,为维护家庭的稳定和增进家庭的和谐打下基础。

既然代孕技术已经不是问题,帮助丧失生育能力的女性成为母亲是合乎情理的选择。代孕母亲出现于20世纪70年代末,它的形式是下面两种:①用自己的卵子人工授精后妊娠,分娩后将孩子交给委托人抚养;②利用他人的受精卵植入自己子宫妊娠,分娩后将孩子交给委托人抚养。代孕母亲情愿冒风险,为因子宫疾病或子宫切除而不能怀孕的妇女带来新的生命,帮助她们完成有孩子的心愿,带来家庭快乐。

国内外大多数学者认为,有正常生育能力的健康男性或女性自愿捐出精子或卵子用于人工授精,促进他人家庭幸福和社会进步,是值得赞赏的人道行为,但是为了牟利而提供精子或卵子,则是不符合伦理道德。现在西方国家就有一些代孕中介公司,收费不同,从5000美元到5万美元不等。巨大的经济利益诱惑,也是使有偿代孕服务颇具伦理争议的地方,代孕服务使某些特殊人群拥有孩子成为可能,比如同性恋、单身男性或者女性,这样产生的后代将会生活在一个特殊家庭氛围,单亲家庭或者同性恋家庭,研究已经证实这种成长环境势必造成孩子心理发育异常。因此,出于保护后代的伦理原则,我国考虑到具体国情和传统文化背景,原国家卫生计生委在2001年颁布的《人类辅助生殖技术管理办法》(原卫生部令第14号)规定医疗机构和医务人员不得实施任何形式的代孕技术。2003年颁布的原《卫生部关于修订人类辅助生殖技术与人类精子库相关技术规范、基本标准和伦理原则的通知》。下一步国家卫生健康委将通过推动辅助生殖技术立法。

## 二、伦理研讨

### (一)案例处理分析

人类辅助生殖技术作为人类自然繁衍方式的一种补充,解决了很多不孕患者的生育问题,但同时也带来了不少伦理问题。代孕不同于传统的生殖方式,其涉及的当事人不仅仅是传统意义上的父母双方,代孕分娩的婴儿拥有在遗传学上和生理学上两位不同的母亲。代孕带来的伦理问题不容忽视,各国对代孕的观点也有所不同,德国、法国、新加坡等是完全禁止代孕的,而美国、英国等国家或地区是主张有限开放的。代孕违背保护后代原则、不伤害原则、严防商业化原则、严禁技术滥用原则等多项辅助生殖伦理原则,这也是全世界大部分国家明令禁止代孕的重要原因。

此案件披露出婴儿"Baby M"的遗传学父母是史德恩夫妇,在现实生活中,怀特海德是"Baby M"的代孕母亲,在协议条款已明确剥夺了其监护权,但怀特海德在此期间与"Baby M"已经有深厚感情,为了争得"Baby M"的监护和抚养权,先后换了20次居所,同时威胁自杀和杀死孩子。反映代孕导致婴儿父母身份界定困难。

1. **违背保护后代原则** 代孕技术最直接的受害者是出生子代。首要问题就是代孕出生婴儿的权益无法保证,代孕中的亲子伦理关系难以确定,后代监护权存在争议。在本案例中无论是婴儿"Baby M"监护权的争夺或放弃,婴儿的利益都得不到切实保护,这对无辜的新生命是不公平的。在判断孩子的归宿问题上,代孕也给法律出了很大的难题。若判给代孕母亲,家庭的稳定和孩子的长远利益并无保障。若判给孩子的遗传学委托父母,但没有合法的孕育和分娩证据,可能失去对孩子的监护权和抚养权。从保护后代的原则出发,代孕有着难以逾越的鸿沟。

2. **违背不伤害原则** 代孕技术的另一个受害者是代孕母亲和孩子。代孕是指通过借助现代医学技术用第三方的子宫来为他人妊娠和分娩的过程,简单来说就是将受精卵植入代孕妈妈的子宫,有代孕母亲替他人完成怀胎和分娩的过程。首先,代孕母亲的安全和权利是无法保障的,代孕母亲的"十月怀胎"并不是简单的子宫出租,整个孕期涉及全身各系统、各器官的变化,可能出现各种妊娠并发症和合并症,对代孕母亲造成身体的伤害甚至危及生命。这会极大程度的影响社会关系的正常运行。其次,代孕更会损害代孕母亲的合法权益,也会给婴儿带来极大范围的伤害。将来被代孕的孩子知道了自己的身世,会对孩子将来的生活和心理造成极大的影响和伤害。因此,代孕违背不伤害原则,难以让世人所接受。

### (二)伦理法规分析

目前,世界各国法律对待代孕的态度各有不同,俄罗斯、白俄罗斯、乌克兰、印度、南非及美国允许所有代孕;加拿大、瑞典、英国、越南、澳大利亚允许无偿代孕,禁止商业代孕;巴西只允许二代血亲以内相互进行代孕;中国、日本、阿富汗、沙特阿拉伯、土耳其、意大利、法国、德国、波兰、新加坡禁止所有代孕;其他一些国家则对此未做规定。

### (三)伦理情理讨论

因身体状况或子宫条件丧失生育能力的女性和她们的家庭固然令人同情,但是通过代孕的方式来生育孩子说到底情理难容。俗话说,生孩子是道鬼门关,代孕其实是把自己生育孩子的愿望建立在孕母的痛苦及生命的风险之上,应该说是非常自私的一种行为。遗弃代孕出生的有身体疾病或缺陷的孩子,更是绝非在人性情理之中。

### (四)社会学分析

代孕问题是一个世界性的难题。尽管各国法律对代孕行为有着不尽相同的限制及规定,非法代孕市场依然兴盛不衰,随之而来代孕网站和中介全然不顾法律、法规,肆意宣传代孕,为代孕母亲明码标价,在社会上造成了巨大的负面影响。打击非法代孕需要政府出台强有力的执法措施进行根治。

## 三、结语

代孕虽能为一些特殊家庭的生育带来希望,却会给国家、社会带来一系列伦理、法律等的争议和难题,特别是代孕母亲的地位问题,在现实生活中引发了不少的纠纷,如代孕母亲追讨代孕子女的监护权的案件屡屡发生,如代孕母亲产下生理缺陷婴儿责任的归属,如果在此类问题上双方不能妥当处理,势必会将此类责任推向社会。秉承保护后代原则、尊重原则、不伤害原则、严禁技术滥用原则和伦理监督原则等伦理原则,迫切需要进行国际协调与立法,以防止利用不同国家的法律差异来进行辅助生殖技术的滥用和商业化。

(王兰芹)

## 案例33  急性精神障碍患者非自愿住院

## 一、案例概述

### (一)案例描述

赵某,男,26岁,初中毕业,未婚,外地务工人员。2022年3月初,赵某计划乘坐飞机从务工城市返回老家探亲,时值春运高峰期,机场乘客较多,环境嘈杂;赵某登机到达自己的座位之后,发现自己的座位旁边放置了一个纸杯,当时闻到纸杯散发出独特的气味,认为邻座人员向他投毒,怀疑周围乘客联合起来想要谋害自己,顿时紧张害怕,遂拨打110报警。警察到达现场后,赵某认为警察为假扮的,是与他人串通想谋害自己,在飞机上大吵大闹,导致飞机无法正常起飞。现场的公安人员将其控制后,送至该市精神卫生中心就诊。

精神科门诊以"急性妄想状态"收入病房,入院方式为非自愿住院,由公安机关送入。入院第一天,完善体格检查、影像及相关实验室检查,未发现躯体疾病及脑器质性病变证据,未发现精神活性物质使用证据。精神检查:患者意识清,定向全,仪态整洁,略显疲惫,接触合作,一问一答,对答切题,注意力集中。未引出错觉、幻觉和感知综合障碍;可及被害妄想、关系妄想,回想起事发当时的情形,认为警察的身份应该是真的,但周围的乘客都在看自己且眼神可疑、确实是想要谋害自己,表现出紧张、担心、情绪稍低落。意志活动减弱,智能粗测正常,缺乏自知力,认为自己没病,不需要住院治疗。睡眠差,饮食正常,二便正常。经过科室病情讨论,患者初步诊断为"急性而短暂的精神病性障碍"。

### (二)医学分析

《中国精神障碍分类与诊断标准(第三版)》(CCMD-3)对于"急性而短暂的精神病性障碍"诊断标准的描述:指一组起病急骤,以精神病性症状为主的短暂精神障碍,多数患者能缓解或基本缓解。

[症状标准]精神病性症状,至少需符合下列1项:①片段妄想,或多种妄想;②片段幻觉,或多种幻觉;③言语紊乱;④行为紊乱或紧张症。

[严重标准]日常生活、社会功能严重受损或给别人造成危险或不良后果。

[病程标准]符合症状标准和严重标准至少已数小时到1个月。

[排除标准]排除器质性精神障碍、精神活性物质和非成瘾物质所致精神障碍、分裂症,或情感性精神障碍。

CCMD系统中还有"旅途精神病"的诊断条目,属于"急性而短暂的精神病性障碍"中的一种特殊类型,因其易在旅途过程中发生而得名。旅途劳累、进食饮水少、焦虑不安等心理因素,内向或偏执的性格基础都是"旅途精神病"的促发因素,此障碍多发于文化程度低的青壮年打工者。病程短暂,停止旅行与充分休息后,数小时至1周内可自行缓解。出现幻觉、错觉、妄想等精神症状时,可视情况使用安定类或抗精神病药物治疗。预后好。

该案例中,赵某的精神障碍发病于旅行途中,为急性起病,以关系妄想和被害妄想为主要表现,符合症状标准;对妄想内容坚信不疑,社会功能严重受损;影像学及实验室检查未发现躯体病变的证据,也未发现药物或毒品使用的证据。可视病程长短来辨别急性而短暂的精神病性障碍与精神分裂症。因其既往无精神疾病发作史,考虑此次发病为急性而短暂的精神病性障碍可能性大。

### (三)病情处理

赵某入院之后,公安人员查找到患者家属联系方式,因家属均在外地,院方与患者家属电话沟通患者既往情况。了解到患者既往生长发育史及精神状态正常,无类似的精神症状;向家属充分告知患者入院经过、目前的病情情况及诊疗计划。按照诊疗标准,给予患者小剂量抗精神病药物治疗,疗效显著,1周后精神检查发现妄想症状完全消失,患者自知力恢复,询问何时可以出院。因患者入院手续为公安机关依照法规代为办理,且事发地为人员较多的公共场所,造成了一定的经济损失,按相关法律规定对患者进行司法鉴定,进行案件的刑事及民事责任划分。患者住院1个月之后,精神症状未见反复,且相关司法鉴定结果已出,院方联系公安机关依法代为患者办理出院手续。

## 二、伦理研讨

### (一)伦理法规分析

医学伦理学的基本原则包括自主、有利、不伤害、保密和公平原则。在精神障碍的诊疗中所涉及的医学伦理问题多为患者的自主权及隐私保密原则。《中华人民共和国精神卫生法》在 2012 年 10 月 26 日由第十一届全国人民代表大会常务委员会第二十九次会议通过,对于精神卫生服务的各个方面做出了符合我国国情的规定。

《中华人民共和国精神卫生法》关于非自愿住院的相关规定:第二十八条"疑似精神障碍患者发生伤害自身、危害他人安全的行为,或者有伤害自身、危害他人安全的危险的,其近家属、所在单位、当地公安机关应当立即采取措施予以制止,并将其送往医疗机构进行精神障碍诊断"。第二十九条"精神障碍的诊断应当由精神科执业医师做出。医疗机构接到依照本法第二十八条第二款规定送诊的疑似精神障碍患者,应当将其留院,立即指派精神科执业医师进行诊断,并及时出具诊断结论"。第三十条"就诊者为严重精神障碍患者并有下列情形之一的,应当对其实施住院治疗:①已经发生伤害自身的行为,或者有伤害自身的危险的;②已经发生危害他人安全的行为,或者有危害他人安全的危险的"。第三十五条"再次诊断结论或者鉴定报告表明,精神障碍患者有本法第三十条第二款第二项情形的,其监护人应当同意对患者实施住院治疗。监护人阻碍实施住院治疗或者患者擅自脱离住院治疗的,可以由公安机关协助医疗机构采取措施对患者实施住院治疗"。

### (二)案例处理分析

患者在飞机起飞前于机舱座位上突发急性精神障碍,公安机关依照《中华人民共和国精神卫生法》第二十八条"疑似精神障碍患者……有伤害自身、危害他人安全的危险的,其近家属、所在单位、当地公安机关应当立即采取措施予以制止,并将其送往医疗机构进行精神障碍诊断"的条例将患者送到精神专科医院进行诊疗。医务人员根据第二十九条"医疗机构接到依照本法第二十八条第二款规定送诊的疑似精神障碍患者,应当将其留院,立即指派精神科执业医师进行诊断,并及时出具诊断结论"的规定,及时将患者收入院治疗,按照非自愿入院的流程,入院手续为公安机关依法代为办理,经科室讨论后及时作出"急性而短暂的精神病性障碍"诊断。根据第三十七条"医疗机构及其医务人员应当将精神障碍患者在诊断、治疗过程中享有的权利,告知患者或者其监护人"的要求,院方电话联系到患者家属,沟通了患者的入院情况及诊疗计划,获得了家属关于治疗的知情同意。根据第五十三条"精神障碍患者违反治安管理处罚法或者触犯刑法的,依照有关法律的规定处理"的规定,在该机构的司法鉴定中心对患者进行司法鉴定。《中华人民共和国刑法》第十八条规定:"精神病患者在不能辨认或者不能控制自己行为的时候造成危害结果,经法定程序鉴定确认的,不负刑事责任。"精神障碍患者民事行为能力的评定与刑事责任能力的评定过程相似。本案例司法鉴定结果显示:该患者因发病时受妄想影响,丧失现实检验能力,不能辨认或控制自己的行为,故判定为无刑事责任能力;即患者不需要承担刑事责任。患者住院 1 周后,妄想症状消失;住院满 1 月,症状未见反复,且司法鉴定结果已出,院方联系公安机关为患者办理出院手续。

### (三)社会学分析

我国 20 世纪末的"兰新线怪病"频频发生在兰州—乌鲁木齐的火车线上(线路全程 76 ~ 83 h,车厢内环境拥挤嘈杂),突出表现为乘客突发精神失常,伤及乘务人员及其他乘客,或乘客跳车自杀;类似的"长江游轮乘客跳船事件"也是旅途精神病的典型案例。后因乘坐环境得到极大改善,此类旅途精神病目前在国内已很少见。

在 21 世纪中国疾病负担问题研讨会上,精神疾病位列疾病负担第 1 位。21 世纪初以来,国家投入大量资金启动了重性精神病管理与治疗项目,提升了各级精神卫生专科医院的就医条件。颁布了《中华人民共和国精神卫生法》以保障精神疾病患者的各项权益。我国精神医学贯彻执行预防为主的方针,以医院为中心扩大院外社区的防治工作,以建立和健全适合我国国情的精神病防治体系,早期发现并及时治疗常见精神病。

精神障碍患者,尤其是严重精神障碍患者,通常自知力受到损害。在幻觉、妄想的支配下,可能做出伤害自身或他人的行为。在尊重精神障碍患者人格尊严的前提下,应尽量保证患者自愿入院。当患者符合非自愿住院标准时,应依法、依规办理相关手续,及时为精神障碍患者提供适当的医疗服务。

## 三、结语

精神障碍患者急性发作期经常会丧失部分或全部自知力,在幻觉、妄想等精神症状的支配下有危害自身或他人人身安全的可能性。及时识别精神障碍,依照《中华人民共和国精神卫生法》所规定的流程尽早送医治疗是对患者的保护和尊重,也是社会安定和谐的一种保障。

**附:我国相关法律、法规《中华人民共和国精神卫生法》相应条文**

第四条　精神障碍患者的人格尊严、人身和财产安全不受侵犯。

精神障碍患者的教育、劳动、医疗以及从国家和社会获得物质帮助等方面的合法权益受法律保护。

第二十八条　疑似精神障碍患者发生伤害自身、危害他人安全的行为,或者有伤害自身、危害他人安全的危险的,其近家属、所在单位、当地公安机关应当立即采取措施予以制止,并将其送往医疗机构进行精神障碍诊断。

第二十九条　精神障碍的诊断应当由精神科执业医师作出。

医疗机构接到依照本法第二十八条第二款规定送诊的疑似精神障碍患者,应当将其留院,立即指派精神科执业医师进行诊断,并及时出具诊断结论。

第三十条　精神障碍的住院治疗实行自愿原则。

诊断结论、病情评估表明,就诊者为严重精神障碍患者并有下列情形之一的,应当对其实施住院治疗:①已经发生伤害自身的行为,或者有伤害自身的危险的;②已经发生危害他人安全的行为,或者有危害他人安全的危险的。

第三十一条　精神障碍患者有本法第三十条第二款第一项情形的,经其监护人同意,医疗机构应当对患者实施住院治疗;监护人不同意的,医疗机构不得对患者实施住院治疗。监护人应当对在家居住的患者做好看护管理。

第三十二条　精神障碍患者有本法第三十条第二款第二项情形,患者或者其监护人对需要住院治疗的诊断结论有异议,不同意对患者实施住院治疗的,可以要求再次诊断和鉴定。

第三十五条　再次诊断结论或者鉴定报告表明,不能确定就诊者为严重精神障碍患者,或者患者不需要住院治疗的,医疗机构不得对其实施住院治疗。再次诊断结论或者鉴定报告表明,精神障碍患者有本法第三十条第二款第二项情形的,其监护人应当同意对患者实施住院治疗。监护人阻碍实施住院治疗或者患者擅自脱离住院治疗的,可以由公安机关协助医疗机构采取措施对患者实施住院治疗。

第三十六条　诊断结论表明需要住院治疗的精神障碍患者,本人没有能力办理住院手续的,由其监护人办理住院手续;患者属于查找不到监护人的流浪乞讨人员的,由送诊的有关部门办理住院手续。

第三十七条　医疗机构及其医务人员应当将精神障碍患者在诊断、治疗过程中享有的权利,告知患者或者其监护人。

第五十三条　精神障碍患者违反治安管理处罚法或者触犯刑法的,依照有关法律的规定处理。

第八十三条　本法所称精神障碍,是指由各种原因引起的感知、情感和思维等精神活动的紊乱或者异常,导致患者明显的心理痛苦或者社会适应等功能损害。本法所称严重精神障碍,是指疾病症状严重,导致患者社会适应等功能严重损害、对自身健康状况或者客观现实不能完整认识,或者不能处理自身事务的精神障碍。

(宋学勤　张丽媛)

## 案例 34　非自杀性自伤的少女

### 一、案例概述

#### (一)案例描述

小雨是一位高中一年级的女学生,现处于休学期间,由妈妈陪同来到精神科门诊就诊,夏天炎热的天气中,她身着长袖上衣,戴着口罩,把自己包裹得很严实。当她拉起衣袖,左前臂和手腕处可以看到十几条切割之后留下的瘢痕,有深、有浅,手腕处的一条瘢痕之上,可见尚未愈合的新鲜创面,触目惊心。

小雨2年前读初二时,无明显诱因出现情绪低落、心情烦躁,对事情的兴趣下降,注意力难以集中,睡眠差,食欲下降。她认为自己脑子变笨了,自己比不上同学,学习成绩明显下降,无消极自杀观念。学校老师发现其异常行为,与家长取得联系。家长带其在当地医院心理科就诊,诊断为"抑郁发作",医师处方开抗抑郁药文拉法辛,患者遵处方口服,情况逐渐好转,能坚持到校学习。

1年半前,患者情绪开始出现波动性,间断出现2 d左右的精力充沛、睡眠需求量明显减少、自我感觉良好等情况,于是自行停药。小雨自述,之后的情绪就像过山车一样,有时候情绪特别高涨,心情很烦躁,晚上几乎不需要睡觉,精力旺盛,做事冲动不顾后果,这样的日子持续2周左右。后来感觉像一团黑影压过来,自己忽然就变得没有精神,干什么都提不起兴趣,每天都很累,就想睡觉,脑子也转不动了,常常会莫名其妙地伤心流泪,感到自责,觉得家属的烦恼都是自己造成的。这样大幅度的情绪波动反复发生,自己感觉很痛苦,控制不住自己。有时感觉全身麻木像针扎一样,自己像是睡着了,跟周围的人和环境隔着一层玻璃,大脑中一片空白,无法思考,这时候会拿小刀划手腕及前臂内侧,感到疼痛的那一刻,仿佛自己才清醒了过来,恢复了知觉。大部分时候,割伤自己都是冲动性的,伤害自己的行为可以让自己平静下来。偶尔会觉得太痛苦了,会有自杀的念头。曾有一次翻出家中的药物大量吞服,家属发现之后将其送到急诊洗胃后脱险。期间也到精神科门诊就诊过,诊断为"心境障碍",服用情绪稳定剂联合抗精神病药物治疗,但效果不好,病情时有反复,自伤行为也间断发生。

#### (二)医学分析

非自杀性自伤(non-suicidal self injury, NSSI)行为近年来越来越多地出现在精神科门诊就诊的青少年中。NSSI 是指个体在没有任何死亡意图的情况下故意损伤身体组织的行为,此行为不被社会习俗规范允许或接纳。故意对身体造成的自我伤害,最常见的是切割、刮擦、灼烧、咬伤或击打,通常只会导致轻微的身体伤害。

在世界范围内,青少年 NSSI 的发生率约为 19.5%,而在我国青少年中却高达 27.4%,且呈现明显的上升趋势,是当前青少年群体最常见的心理问题。NSSI 有着众多的社会心理因素,比较受到认可的解释模型包括:情感调节模型,人格分裂模型,人际影响模型,人际边界模型,自我惩罚模型,寻求刺激模型,自杀模型等。具有 NSSI 行为的青少年通常原生家庭不和谐,或具有童年期的创伤经历,原始性格偏内向。他们可能具有情绪调节障碍,通过自伤行为来释放不良情绪,寻求感觉和刺激;也可能通过自伤行为实现人际关系的控制,吸引他人的注意力,以求得到帮助。NSSI 作为一种行为障碍,通常伴发于抑郁、焦虑、边缘型人格障碍、物质滥用及其他精神障碍。多次发生自伤行为的青少年,其自杀风险也明显提高。

美国的《精神疾病诊断和统计手册(第五版)》(*Diagnostic and Statistical Manual of Mental Disorders*,*Fifth Edition*,DSM-5)"需要进一步研究的状况"章节中阐述了 NSSI 的相关诊断标准,以促进各国精神科医师、心理治疗师等关于这一行为障碍的交流与进一步研究。诊断标准包括如下内容。

1. 在过去的一年内,有 5 天或更多,该个体从事对躯体表面的可能诱发出血、瘀伤或疼痛的故意自我伤害,预期这些伤害只能导致轻度或中度的躯体损伤。

2. 个体从事自我伤害行为有下述预期中的 1 个或更多:①从负性的感觉或认知状态中获得缓解。②解决人际困难。③诱发正性的感觉状态。

3. 这些故意的自我伤害与下述至少 1 种情况有关:①在自我伤害行为的不久前,出现人际困难或负性的感觉或想法。②在从事该行动之前,有一段时间沉湎于难以控制的故意行为。③频繁地想自我伤害,即使在没有采取行动时。

4. 该行为不被社会所认可,也不局限于揭疮痂或咬指甲。

5. 该行为不仅仅出现在精神病性发作、谵妄、物质中毒或物质戒断时。在有神经发育障碍的个体中,该行为不能是重复的刻板模式的一部分。该行为不能更好地用其他精神障碍和躯体疾病来解释。

关于非自杀性自伤的治疗:心理治疗,包括辩证行为疗法(DBT),认知行为疗法(CBT),人际关系疗法(IPT)及家庭治疗(FBT)等,为 NSSI 的一线治疗。通常药物治疗作为二线治疗手段,当共患其他精神障碍时,可以考虑使用选择性 5-羟色胺受体拮抗剂(SSRI)类抗抑郁药或心境稳定剂等药物治疗。

## 二、伦理研讨

### (一)伦理法规分析

儿童青少年心理健康工作是健康中国建设的重要内容。随着我国经济社会快速发展,儿童青少年心理行为问题发生率和精神障碍患病率逐渐上升,已成为关系国家和民族未来的重要公共卫生问题。

《中华人民共和国精神卫生法》作为我国精神卫生制度的基本法,结束了我国在精神卫生领域无法可依的历史;但其中缺少对儿童青少年心理健康保护的特殊规定。该法仅在第七十条中提到"县级以上地方人民政府及其有关部门应当采取有效措施,保证患有精神障碍的适龄儿童、少年接受义务教育……"。《未成年人保护法》《预防未成年人犯罪法》《义务教育法》等儿童专门法规中也缺少对儿童青少年心理健康保护的具体规定。

为加强儿童青少年心理健康工作,促进青少年心理健康和全面素质发展,2019年12月,多部门联合制定了《健康中国行动——儿童青少年心理健康行动方案(2019—2022年)》。对于行动目标、具体的行动计划和相应的保障措施都做出了规定。目标是"基本建成有利于儿童青少年心理健康的社会环境,形成学校、社区、家庭、媒体、医疗卫生机构等联动的心理健康服务模式,落实儿童青少年心理行为问题和精神障碍的预防干预措施,加强重点人群心理疏导"。"各级、各类学校建立心理服务平台或依托校医等人员开展学生心理健康服务,学前教育、特殊教育机构要配备专兼职心理健康教育教师。50%的家长、学校或家庭教育指导服务站点开展心理健康教育。60%的二级以上精神专科医院设立儿童青少年心理门诊,30%的儿童专科医院、妇幼保健院、二级以上综合医院开设精神(心理)门诊。各地市设立或接入心理援助热线。儿童青少年心理健康核心知识知晓率达到80%。"

具体的行动计划包括:加强心理宣教行动,推广《学生心理健康教育指南》。营造心理健康的社会环境,完善家庭暴力、校园欺凌、儿童受虐待等问题的预警和举报机制,加大网络内容监管力度。在学校开展倾听一刻钟、运动一小时的"两个一"行动;组织开展"绿书签"宣教活动,引导学生绿色阅读、文明上网。对于面临升学压力的初三、高三学生及其家长,开展心理健康关爱行动,定期开展心理辅导;对于处境不利的学生给予重点关爱;对于精神障碍患者子女,开展家庭关爱;对一般不良行为青少年进行心理辅导和批评教育;对疑似有心理行为问题或精神障碍的学生,教育部门要指导家长陪同学生到医疗机构寻求专业帮助;对于患有精神障碍的学生,建立、健全病情稳定患者复学机制。普通学校要按照国家有关法律、法规招收能够接受普通教育的精神障碍儿童入学。提升心理健康服务能力,加强各类学校教师心理健康相关知识培训。完善心理健康服务体系,开设心理服务平台,加强人员培训、配置专业人员,促进各类医疗保健机构提供儿童青少年门诊和住院诊疗服务,建立学校、社区、社会心理服务机构等向医疗卫生机构的转介通道。

教育部办公厅也在2021年7月份发布了《关于加强学生心理健康管理工作的通知》,提出了12条具体要求,主要强调了加强心理健康教育,定期心理测评,及时疏导压力,强化日常预警,加强心理咨询,构建家校协同干预机制,争取专业机构协作支持等;敦促学校等教育机构积极落实,以提升学生心理健康素养。《关于加强学生心理健康管理工作的通知》中要求"对于入学时就确定有抑郁症等心理障碍的学生,学校组织校内外相关专业人员进行研判,及时将干预方案告知家长,与家长共同商定任务分工。学生出现自杀自伤、伤人毁物倾向等严重心理危机时,学校应及时协助家长送医诊治。""教育部门要加强与卫生健康部门的协同联动,建立精神卫生医疗机构对学校心理健康教育及心理危机干预的支持协作机制,为所在区域中小学提供医疗帮助。"

### (二)案例处理分析

本案例的小雨在初发情绪问题时,学校老师及时发现并与家长联系沟通,"指导家长陪同学生到医疗机构寻求专业帮助",使小雨及时得到了当地专业机构的帮助,病情得以在一段时期内保持稳定。小雨也得以回到学校继续学习,保证了自己继续接受教育的权利。但由于之后病情进一步发展和演变,情绪的剧烈波动使得小雨产生失控感,并且反复多次发生自我伤害的行为,无法继续在校学习,只能办理休学。家长带她来到精神专科医院就诊,以获得更好的医疗帮助与支持。心境障碍中的双相障碍类别,病情通常呈现发作——缓解的模式,当患者处在病情缓解期时,患者的认知功能可以基本恢复正常,情绪虽有波动,但大致平稳,通常可以坚持完成学业或工作。经过药物种类及剂量的调整,并增加心理治疗,预期小雨的情绪可以逐渐趋于平稳,但之后仍有复发的可能性,需要家校联合及早发现复发的征象,尽早干预,及时寻求医疗帮助。尤其是要建立自杀的防范和预警机制,指导和陪伴小雨构建积极健康的人际关系,学习情绪处理技巧,避免悲剧发生。

### (三)社会学分析

NSSI的危险因素包括:同伴压力(社交排斥,校园欺凌),健康适应问题(睡眠、饮食失调),家庭功能不佳、与父母的积极联系少，童年创伤，负性认知，情绪调节困难等。NSSI 行为易受同伴影响，具有强烈的传染性和感染力。有 NSSI 行为的孩子们会在日常接触中互相学习，或在网络上建立群组进行交流。"蓝鲸游戏"是一款俄罗斯死亡"游戏"，"游戏"的参与者大多在 10～14 岁，完全顺从"游戏"组织者的摆布与威胁。"游戏"项目从简单的"一天不和任何人说话"开始，逐步进阶到"自残"，最终目的是诱导青少年参与者自杀，凡是参与的青少年没有人能够活下来。在 2017 年前后，这款游戏借由网络，从俄罗斯传到世界上其他国家，包括英国、阿根廷、墨西哥等在内的多国都发布过警告。

网络时代，互联网上充斥着各种良莠不齐的信息，青春期阶段的孩子有渴望独立、渴望标新立异的态度，极易因不良环境的影响而导致身心发育偏离正常轨道。加大网络监管力度，优化网络环境，刻不容缓。学校与家庭均需加强心理健康教育，家长也需要关注孩子的行为，改善亲子关系，帮助孩子应对强烈的负面情绪，加强与同伴的社交联系，避免自伤、自杀行为的发生。

### 三、结语

近年来我国青少年群体中自伤、自杀行为均不罕见，关注青少年的心理健康问题，建立自伤或自杀行为的有效预警机制，对于自我伤害行为积极预防及早期干预刻不容缓。

（宋学勤 张丽媛）

## 案例 35 性偏好障碍患者的司法鉴定和心理治疗

### 一、案例概述

#### （一）案例描述

李某，男，19 岁，无业。因在公共卫生间女厕偷窥并拿手机偷拍女性，被受害人发现并报警。警察到达现场之后发现其手机内存有不同时间、不同地点、多次偷拍女性的视频及照片。公安机关认为其可能患有精神障碍，将其送至精神专科医院进行诊断及治疗，并就违法事实进行司法鉴定。补充病史：李某自述于 5 年前，即 14 岁时，开始出现偷窥、偷拍女性的行为，且有时会偷窃女性贴身衣物，包括自己妈妈的内衣。每次偷窥之前，感到一种难以抑制的冲动，心情烦躁、无法平静，偷窥、偷拍之后，会独自反复观看偷拍视频及照片，可以唤起性欲，并有自慰行为。初中时在学校无法专心学习，记忆力差，日常情绪低落，对学习及游戏均不感兴趣。中考未能考上高中，因此待业在家。李某 1 年前曾在便利店盗窃日常用品，作案过程被店内监控拍摄到并被店员抓获；因其未成年之前已发生过盗窃他人手机、盗窃超市物品并倒卖、将获利用于消费的行为，且此次盗窃被抓时已成年，属累次犯案，依照刑法相关条例，被判拘役 6 个月。后经家属保释，接回家严加看管。此次李某趁家属外出工作，自己独自在家，感到难以控制偷窥的冲动，于是潜藏在家附近的公共卫生间作案，被警方抓获送医。患者性格内向、敏感，幼年生长发育史无特殊，其父脾气暴躁，时有在家打骂家人的情况，经常对患者恶语相加，骂其"废物"。患者日常情绪低落，无游戏等其他爱好，从未交过女友，曾用倒卖手机的钱嫖娼。初步诊断为"性偏好障碍"，收入病房。

### （二）医学分析

"性偏好障碍"属于"性欲倒错障碍（性心理障碍）"的一种类型，"性心理障碍"既往曾被称为"性变态"，是以个体的性心理和性行为明显偏离正常为主要特征的一组精神障碍。患者达到性兴奋、性满足的方式明显有别于正常人。患者正常的性活动受到全部或者某种程度的破坏、干扰或影响，一般的精神活动并无其他明显异常。"性偏好障碍"包括恋物症、异装症、露阴症、窥阴症、摩擦症、恋童症、性受虐症和性施虐症。

性心理障碍者，并非都是性欲亢进的，许多是性欲低下，甚至无正常性生活能力的。这种人大多有良好的社会适应能力，工作学习无障碍，个性内向、害羞，具备正常的伦理道德观念，对性心理障碍引起的触犯社会规范的行为事后多有悔恨。他们除性心理障碍外无其他人格障碍，除性行为异常外一般无其他反社会行为，并对寻找性欲满足的异常行为具有充分的辨认能力与控制能力。

本案例的李某所患障碍属于"窥阴症"，指通过反复窥视没有防备的异性裸体、如厕或性交过程以达到性兴奋或性高潮的性偏好障碍，常在窥阴当时或者事后回忆窥阴场景时伴有手淫行为。该障碍几乎只见于男性。美国的《精神疾病诊断和统计手册（第五版）》（*Diagnostic and Statistical Manual of Mental Disorders*, *Fifth Edition*, DSM-5）中的诊断标准包括：①至少6个月，通过窥视一个毫不知情的裸体者的脱衣过程或性活动，从而激起个体反复强烈的性唤起，表现为性幻想、性冲动或性行为。②个体将其性冲动实施在未征得同意的人身上，或其性冲动或性幻想引起有临床意义的痛苦，或导致社交、职业或其他重要功能方面的损害。③个体体验性唤起和（或）实施性冲动，至少已18岁。性偏好障碍采用综合干预和矫正措施施以矫治。可以采用教育、处罚、心理支持治疗、行为治疗、激素治疗等方法进行矫治。

## 二、伦理研讨

### （一）伦理法规分析

性心理障碍的患者在医疗机构就诊时，涉及最重要的伦理问题是"保密"原则。因性心理障碍疾病本身的特点，其与性相关的行为通常不能被社会所接受。患者的隐私信息如果发生泄露，很可能对其家庭、工作、社会关系等造成不可逆转的伤害。因此，就诊及治疗过程中的隐私保护措施十分重要。

当性心理障碍患者涉及违法行为时，其违法事实通常需要经过司法鉴定，对其需要承担的刑事及民事责任进行判定。《中华人民共和国刑法》第十八条规定："精神患者在不能辨认或者不能控制自己行为的时候造成危害结果，经法定程序鉴定确认的，不负刑事责任，但是应当责令他的家属或者监护人严加看管和医疗，在必要的时候，由政府强制医疗。间歇性的精神患者在精神正常的时候犯罪，应当负刑事责任。尚未完全丧失辨认或者控制自己行为能力的精神患者犯罪，应当负刑事责任，但是可以从轻或者减轻处罚。醉酒的人犯罪，应当负刑事责任。"

《中华人民共和国刑事诉讼法》第一百四十六条规定："为了查明案情，需要解决案件中某些专门性问题的时候，应当指派、聘请有专门知识的人进行鉴定。"司法精神病鉴定（法医精神病学司法鉴定）是证据科学的重要组成部分，主要通过精神医学专业人员应用精神病学、心理学、法学等相关知识与技术，对当事人的精神状态及其在法律上行使某种权利或承担某种义务的精神能力作出评价和判断，为司法机关提供专业参考意见。

司法精神鉴定是一项专业性很强、技术要求很高的复杂而严肃的工作。我国在1989年发布的《精神疾病司法鉴定暂行规定》中要求，具有下列资格之一的，可以担任司法精神病学鉴定人：①具有5年以上精神科临床经验并具有司法精神病学知识的主治医师以上人员。②具有司法精神病学知识、经验和工作能力的主检法医师以上人员。司法精神病学鉴定必须严格遵守相关的法律、法规。其一,鉴定人必须严格按照公认的现行国际与国内精神与行为障碍分类诊断标准,即《国际疾病分类(第10次修订本)》(ICD-10)和《中国精神障碍分类与诊断标准(第3版)》(CCMD-3)对被鉴定人的精神状况进行专业检查和诊断,以确认精神病理状态之类型、性质和程度。其二,鉴定人必须严格遵循我国法律规定,当有确凿证据证明某种精神病理状态导致行为人对自己行为(作案行为)的辨认能力或者控制能力造成丧失或者削弱时,才能考虑法律能力及其等级评定。

性心理障碍患者无器质性病变的基础,又无严重精神病性症状,有辨认能力,多有控制能力。对于性偏好障碍中的常见类型,如恋物症、窥阴症、露阴症、摩擦症等,根据其控制能力的削弱程度,评定为限制责任能力或者完全责任能力;如属屡犯,评定为完全责任能力。其余的性偏好障碍类型,通常评定为完全刑事责任能力。

性偏好障碍的患者,心理治疗为第一选择。《中国心理学会临床与咨询心理学工作伦理守则(第二版)》中,临床与咨询心理学工作的总则包括"善行、责任、诚信、公正及尊重"。对于性偏好障碍患者来说,"尊重"原则最为重要。"心理治疗师应尊重每位寻求专业服务者,尊重其隐私权、保密性和自我决定的权利。"守则中第3条,"隐私权和保密性"中规定,"心理治疗师有责任保护寻求专业服务者的隐私权,同时明确认识到隐私权在内容和范围上受国家法律和专业伦理规范的保护和约束。""3.1 专业服务开始时,心理治疗师有责任向寻求专业服务者说明工作的保密性原则及其应用的限度、保密例外情况并签署知情同意书。"保密例外情况包括"3.2……①心理师发现寻求专业服务者有伤害自身或他人的严重危险;②不具备完全民事行为能力的未成年人等受到性侵犯或虐待;③法律规定需要披露的其他情况。""3.3 遇到3.2①和②的情况,心理治疗师有责任向寻求专业服务者的合法监护人、可确认的潜在受害者或相关部门预警……。"因此,在心理治疗的过程中,心理治疗师需尊重患者,但若遇到可能伤害自身或他人的严重危险情况时,心理治疗师需向相关人员或部门作出预警。

### (二)案例处理分析

本案例中,患者明确诊断为"窥阴症",属于性心理障碍的一种类型。这种类型的精神障碍,无有效治疗方法,目前以心理治疗为主。住院期间,对患者进行精神动力学的心理治疗,帮助患者回顾自身的性心理发展过程,了解在何时、何阶段、由何种因素导致了性心理发育偏差,使患者正确理解和领悟自身的障碍并进行自我纠正。因其焦虑及抑郁情绪明显,使用相应的抗抑郁及抗焦虑药物以缓解情绪障碍。该类型患者所做出的违法行为,需经专业机构进行司法鉴定。接诊医院按照相关法律规定,对李某进行了司法鉴定,鉴定结果显示其做出偷窥、偷拍行为时,辨认能力正常,控制能力减弱,判定为限制责任能力。患者在住院期间积极配合治疗,有悔过倾向,住院2个月后,由公安机关协助办理出院手续。

### (三)社会学分析

性心理障碍患者刑事犯罪的频度高,且有很高的累犯率。许多性心理障碍的特征性行为,都可能违反《中华人民共和国刑法》或《治安管理处罚条例》。作为嫌疑人涉及刑事案件时,可能有猥亵、强奸、伤害妇女的行为。有的可能发生严重的施虐、伤害、杀人,甚至系列杀人等恶性案件,危害后果极为严重。

性心理障碍目前无有效的治疗方法,通常情况下,心理治疗作为首选。心理治疗的目的之一是帮助患者正确理解和领悟自身的障碍并进行自我心理纠正。行为治疗,如"厌恶治疗"对于性偏好障碍可能具有一定的效果。

性偏好障碍患者多为男性,降低雄激素可作为心理治疗的辅助手段。这种服用药物降低雄激素的措施又称为"化学阉割"或"药物去势"。部分国家已制定相关法律,对于"恋童症"等社会危害十分严重的性犯罪者,实施"化学阉割",以降低其性欲。在欧洲,如德国等国家,会使用乙酸环丙孕酮来降低患者的雄激素水平,在美国多使用乙酸甲羟孕酮。在2010年6月29日,韩国国会通过《化学阉割法案》,决定对侵犯16岁以下儿童的性犯罪者实行药物治疗,最长治疗时间可达15年,以根除罪犯的性冲动;2011年7月开始实施,韩国由此成为亚洲第一个对性犯罪者实施化学阉割的国家。"化学阉割"虽然在预防犯罪方面被证实有效,但由此带来的人权等方面问题使这一做法在法学界存在争议。欧洲有些国家对该类障碍患者采用"厌恶治疗"的手段,也是一种惩罚性行为治疗。性犯罪行为存在多种复杂成因,因而中国目前不会轻易采纳这些做法,但可在今后立法研究上做进一步探讨。

## 三、结语

性心理障碍本身属于精神疾病的范畴,具有其特殊性。性心理障碍可以给自身和社会带来危害,轻者个人名誉扫地、婚姻破裂;重者严重摧残他人(尤其是妇女儿童)的身心健康,甚至导致杀人等严重犯罪。性心理障碍患者的作案行为和涉及案件类型,与性心理障碍的类型有密切关系,通常需要经过司法鉴定来划分刑事责任。

(宋学勤　张丽媛)

# 案例 36    未成年造血干细胞移植患者精子冻存

## 一、案例概述

### (一)案例描述

张某,男,13岁,因无明显诱因出现双下肢瘀点伴发热、流鼻血,至当地医院就诊,查血常规示:白细胞:$1.36×10^9$/L,红细胞:$3.56×10^{12}$/L,血红蛋白:114 g/L,血小板:$5×10^9$/L,中性粒细胞:$0.11×10^9$/L。后为进一步诊治入郑州大学第一附属医院,完善骨髓涂片细胞学、骨髓活检病理、流式细胞学、染色体等相关检查后,诊断为"极重型再生障碍性贫血",期间患者与其姐姐行HLA高分辨配型,为10/10相合。按照血液系统疾病造血干细胞移植相关指南,患者年龄<40岁且拥有同胞全相合供者,同胞全合造血干细胞移植为首选治疗。移植前相关检查无造血干细胞移植禁忌证,因此患者及家属考虑后,要求行同胞全合造血干细胞移植。考虑到造血干细胞移植中大剂量的化疗药物可能造成患者不育,患者家属要求造血干细胞移植前行精子冻存,咨询医院生殖中心及有冻存资质的精子库后,均遭到拒绝。

### (二)医学分析

造血干细胞移植中心主任,组织小儿内科、生殖中心、生殖与遗传中心和伦理学多学科会诊。会诊意见是:患者诊断为"极重型再生障碍性贫血",拟行同胞全相合造血干细胞移植,移植中大剂量的化疗药物可能造成患者不育,要求进行精子冻存,但患者为血液系统疾病,可能携带相关的致病基因造成后代致病等情况,且患者为青春期未成年患者,不符合我国精子冻存相关法律规定。因患者病情需要,需尽快行造血干细胞移植。患者及家属经充分考虑后仍要求冻存精子。

（三）病情处理沟通

造血干细胞移植中心主任经过充分沟通,并告知患者诊断为"极重型再生障碍性贫血",白细胞及血小板极低,等待过程中随时可能出现致命性出血或感染,丧失治疗机会,因此,应遵照诊疗指南,尽快行造血干细胞移植,有关造血干细胞移植可能存在的相关风险,如出血、感染、继发不育等已经充分告知,患者及家属表示理解。患者目前青春期未成年,不符合我国精子冻存相关法律规定,且精子可能携带相关的致病基因造成后代致病,同时患者血小板极低,强行取精也可能出现出血等情况,甚至丧失移植机会。患者及家属表示理解,但仍要求冻存精子。

（四）案例处理审议

2021年11月8日郑州大学第一附属医院生殖医学伦理委员会受理申请并进行了审议,该伦理委员会成员认为,青春期未成年患者法律不支持冻存精子,患者为"极重型再生障碍性贫血",为挽救患者生命,应尽快行同胞全相合造血干细胞移植。即使冻存精子,也可能携带相关的致病基因造成后代致病。审议最终决定不支持冻存精子。

## 二、伦理研讨

（一）伦理法规分析

该案例按照2021年《中国男性生育能力保存专家共识》规定,对于青春期后和成年男性肿瘤患者,强烈推荐其在治疗前咨询人类精子库或辅助生殖机构男科医师,及时进行生育力保存,建议生育力保存在人类精子库进行。《人类精子库基本标准和技术规范》规定:男性在其接受致畸剂量的射线、药品、有毒物质、绝育手术之前需保存精子准备将来生育等情况下可要求保存精液。但因该患者为青春期未成年男性,且取精时存在血小板减少等不利因素,因此,被拒绝精子冻存。

该医疗机构造血干细胞移植中心、生殖与遗传中心医师给患者进行了多学科会诊,并按《中国男性生育能力保存专家共识》(2021)的规定进行了处置。该条规定:对于青春期后和成年男性肿瘤患者,强烈推荐其在治疗前咨询人类精子库或辅助生殖机构男科医师。患者家属咨询后被拒绝行精子冻存,患者及家属仍要求精子冻存,涉及伦理问题的,应当交伦理委员会讨论。

（二）案例处理分析

医务人员在患者诊断清楚拟行造血干细胞移植前,按程序进行了充分告知,但患者年纪较小、血小板极低,获取精子存在危险。因此,生殖与遗传中心的医师向本机构生殖医学伦理委员会提交审议申请,但未获得伦理委员会的批准同意给予实施精子冻存。反对精子冻存的理由是:患者目前未成年,不符合我国精子冻存相关法律规定;精子可能携带相关的致病基因造成后代致病;患者血小板极低,强行取精也可能出现出血等情况,甚至丧失移植机会。然而,生殖与遗传中心的医师及支持者认为:一是从伦理学角度,患者要求保存男性生育力,精子冻存是患者的自主权,无可非议;二是在有冻存指征的条件下,患者血小板极低,取精可能出现出血等情况,甚至丧失移植机会,医疗机构应事先预知并给予及时帮助,不应该拒绝精子冻存;三是精子可能携带相关的致病基因造成后代致病,这只是可能而不是必然,可通过相应基因技术进行监测,避免患病儿出生。如果不能给予精子冻存的医学帮助,患者就丧失了保存自身生育能力的权利,同时失去了成为生物学父亲的权利。这不仅给该患者带来精神心理负担,同时也给其家庭带来遗憾。

（三）社会学分析

血液系统疾病患者精子冻存是一个亟待解决的难题。尽管目前各种指南、规范及相关法律、法规对未成年及肿瘤患者精子冻存逐渐开始支持,但在现实世界中,血液系统疾病患者仍会因为疾病及身体条件的原因被拒绝,主要是有可能生出患病的婴儿。同时还因为血液系统疾病患者本身经历放化疗或存在重度贫血、血小板减少等情况,可能在取精过程中面临风险,因此,血液系统疾病患者精子冻存困难重重,在"传宗接代"思想仍未完全散去的今天,给患者和家庭带来了严重的精神及心理负担。若想解决这一难题,需要政府及相关的组织对相应的规定、指征做出更明确的规定。

### 三、结语

医疗机构及其医务人员,应尊重患者保存生育能力的选择权,促进身心健康。

---

**附:我国相关法律、法规及患者所在省实施的《人类精子库基本标准和技术规范》办法相应规定**

自精保存者基本条件

1. 接受辅助生殖技术时,有合理的医疗要求,如取精困难者和少、弱精症者。

2. 出于"生殖保险"目的。

(1)需保存精子以备将来生育者。

(2)男性在其接受致畸剂量的射线、药品、有毒物质、绝育手术之前,以及夫妻长期两地分居,需保存精子准备将来生育等情况下可要求保存精液。

(3)申请者须了解有关精子冻存、保存和复苏过程中可能存在的影响,并签订知情同意书。

---

(万鼎铭　边志磊　宋永平)

## 案例 37　亲缘造血干细胞移植儿童供者

### 一、案例概述

#### (一)案例描述

朱女士,38 岁,确诊骨髓增生异常综合征 6 月余,有输血依赖史,为造血干细胞移植适应证,移植前行骨髓移植配型示:与其弟弟、儿子 5/10 相合,中华骨髓库无合适造血干细胞供者,其弟弟拒绝捐献造血干细胞,可选择的供者仅剩其年仅 11 岁的儿子。朱女士考虑到儿子年纪小且体重较小,犹豫不决,在此期间朱女士因化疗后骨髓抑制反复出现感染,且骨髓细胞学及流式细胞学提示朱女士原发病进展,进行造血干细胞移植是延缓疾病进展乃至治愈的唯一方法,但外周血造血干细胞采集是异体造血干细胞移植的前提,急需其 11 岁的儿子捐献造血干细胞。

#### (二)医学分析

为进一步治疗,朱女士转入郑州大学第一附属医院造血干细胞移植中心行移植前体检,心脏、肝胆胰脾彩超未见明显异常,心、肺功能正常,肛周无脓肿,且无明显感染,肝肾功、心肌酶、EBV/CMV 等均未见明显异常,经我院心内科、呼吸内科、结直肠肛门外科等多科会诊,均未见明造血干细胞移植禁忌证,已达可行造血干细胞移植标准,根据已有骨髓移植配型结果,其儿子为供者的最佳选择。对其儿子进行体检,各项指标均已符合造血干细胞供者标准。

### (三)病情处理沟通

造血干细胞移植中心及各血液科病区主任经过充分沟通,并告知患者原发病骨髓增生异常综合征进展迅速,且结合基因检测等结果,预后较差,进行造血干细胞移植是治愈疾病的最佳方法,但单倍体造血干细胞移植仍存在一些致命的并发症,如移植物抗宿主病、感染、原发或继发造血干细胞植入不良、脑出血等已经充分告知,患者及家属表示理解。同时,就供者目前情况,主任也再次向患者及家属反复交代,虽然供者体重及年龄较小,但迄今为止,年龄小不是捐献造血干细胞的禁忌证,也并未发现先前青少年供者有较严重并发症。患者及家属表示理解,现已签署造血干细胞移植知情同意书。

### (四)案例处理审议

2021年12月1日我院医学伦理委员会受理申请并进行了审议,该伦理委员会成员认为,造血干细胞移植势在必行,虽然儿童处于生长发育期的特殊时期,白细胞计数8岁后才接近成人水平,并且具有体重轻、血容量较少等影响因素,但造血干细胞移植是治愈恶性血液病的唯一方法,且造血干细胞具有很强的再生能力,捐献造血干细胞后1~2周可恢复至正常水平。审议最终决定,朱女士儿子可为其捐献外周血造血干细胞。

## 二、伦理研讨

### (一)伦理法规分析

《中华人民共和国民法典》第十九条规定"八周岁以上的未成年人为限制民事行为能力人,实施民事法律行为由其法定代理人代理或者经其法定代理人同意、追认;但是,可以独立实施纯获利益的民事法律行为或者与其智力、精神健康状况相适应的民事法律行为。"第三十五条第二款规定"未成年人的监护人履行监护职责,在作出与被监护人利益有关的决定时,应当根据被监护人的年龄和智力状况,尊重被监护人的真实意愿。"

该案例捐献者11岁,属于限制民事行为能力人,正常情况下不应成为捐献者。但本案例中存在保护未成年人和救治亲生母亲的冲突,经专业医生评估,在没有禁忌证和严重并发症的前提下,对未成年人尽可能充分告知捐献可能存在的风险,尊重其真实意愿,并取得捐献者和其监护人的书面同意。

### (二)社会学分析

我国无偿捐献造血干细胞志愿者虽日益增多,但每年都有新增患者,骨髓库现有库容实际远不能满足临床需求,且配型成功率仍较低,亲缘造血干细胞供者的选择就为造血干细胞移植提供了更多可能。如患者成年近家属中无合适造血干细胞供者,则需儿童供者捐献造血干细胞。

尽管中华骨髓库在知识普及与体系建设中做出了很多贡献,但目前国人对捐献造血干细胞仍存在很多误解,其中最主要的是这一过程对供者造血系统有损伤。首先,国内外临床实践显示,健康人捐献骨髓血与捐献外周血造血干细胞相比较,献外周血造血干细胞的操作简单、安全性较高、疼痛程度小、无麻醉和输血相关危险、伤口和疼痛等不适感消失得快,留院观察时间短。其次,造血干细胞动员剂即人粒细胞刺激因子是国际通用且认可的药物,无远期不良反应。最重要的是,造血干细胞具有很强的再生能力。正常情况下,人体各种细胞每天都在不断新陈代谢,进行着生成、衰老、死亡的循环往复,失血或捐献造血干细胞后,可刺激骨髓加速造血,1~2周内,血液中的各种血细胞恢复到原来水平,且捐献后不用休息,所以捐献造血干细胞对健康人,即使是儿童的造血系统也无影响。

造血干细胞移植主要适用于恶性血液病如白血病、淋巴瘤、骨髓增生异常综合征等,以及良性血液病如再生障碍性贫血等,造血干细胞植活率较高,植入成功后虽然有致命的并发症,但造血干细胞移植仍大大提高了血液病患者的远期生存率。对于亲缘造血干细胞供者的选择,已有研究证明,儿童外周血造血干细胞采集是安全、有效的,中国儿童采集单个核细胞(MNC)与年龄有相关性,采集前淋巴细胞、单核细胞量越多,采集物 MNC 越多。对临床采集效率综合评估有指导意义,且也有《深圳经济特区人体器官捐献移植条例》明文规定:"不满十八周岁的未成年人,经其父母或监护人同意,可以捐献造血干细胞或骨髓给近家属。"所以,儿童捐献造血干细胞给近家属在医学及法律上都是可行的。

## 三、结语

亲缘造血干细胞儿童供者尚没有完全民事责任,儿童监护人需要进行造血干细胞移植的情况下,如何合理、合法地获得儿童供者的知情同意仍然是一个需要探讨的问题。

(万鼎铭　边志磊　宋永平)

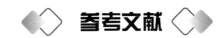

## 参考文献

[1]中国抗癌协会血液肿瘤专业委员会,中华医学会血液学分会白血病淋巴瘤学组.中国成人急性淋巴细胞白血病诊断与治疗指南(2016年版)[J].中华血液学杂志,2016,37(10):837-845.

[2]李惠君,郭媛.医患沟通技能训练[M].北京:人民卫生出版社,2016.

[3]邹和建,陈晓阳.医学伦理学实践[M].北京:人民卫生出版社,2016.

[4]马先松.人体器官"有偿"获取机制的伦理依据与法律观照[J].医学与哲学,2014,35(5A):1-4.

[5]彭龙开.尸体器官捐献供体及器官评估和维护规范(2019版)[J].器官移植,2019,10(3):253-262.

[6]王明旭,伊梅.医学伦理学[M].北京:人民卫生出版社,2015.

[7]胡相禹,鲁西龙.医患关系困境与医患伦理解困[J].陇东学院学报,2022,33(1):51-55.

[8]王明旭,赵明杰.医学伦理学[M].北京:人民卫生出版社,2018.

[9]李德华,傅静.妇科恶性肿瘤患者临终救治中的伦理思考[J].科技资讯,2015,13(1):193-194.

[10]陈勤玲,俞钢,洪淳.胎儿先天性肺囊腺瘤的医学伦理学分析[J].中国产前诊断杂志(电子版),2013,5(4):21-25.

[11]洪淳.胎儿先天性肺囊腺瘤的医学伦理学分析[J].临床小儿外科杂志,2012,11(1):49-52.

[12]王一方.生命中的灵性与医疗中的灵性照顾——兼谈中国传统文化语境中的灵性叙事[J].中国护理管理,2018,18(3):330-332.

[13]国家卫生和计划生育委员会.安宁疗护中心基本标准和管理规范(试行)[J].中国护理管理,2017,17(3):289-290.

[14]徐兵河,马飞,王佳玉.三位权威教授解读《年轻乳腺癌诊疗与生育管理专家共识》[J].抗癌之窗,2019,(6):41-45.

[15]马飞.年轻乳腺癌诊疗与生育管理专家共识[J].中华肿瘤杂志,2019,(7):486-495.

[16]李京儒.放弃治疗的相关伦理、法律问题[D].北京:北京协和医学院,2015.

[17]张娇,孙延宁,方立亿,等.国内外安乐死立法进展研究[J].医学与法学,2022,14(4):65-68.

[18]赵恒琰.论积极安乐死的合法化[J].牡丹江大学学报,2021,30(2):78-85,119.

[19]陈志高,黄洁,胡盛寿.心肺联合移植现状[J].实用器官移植电子杂志,2014,(6):336-339.

[20]国家癌症中心,国家肿瘤质控中心淋巴瘤质控专家委员会.中国淋巴瘤规范诊疗质量控制指标(2022版)[J].中华肿瘤杂志,2022,44(7):628-633.

[21]唐琪,谭英红,衡建福,等.抗肿瘤药物临床试验方案违背的现状及预防策略[J].中南药学,2022,20(8):1941-1945.

[22]阿孜古丽·麦合麦提,陈菲菲,任雨虹,等.288例滤泡性淋巴瘤患者临床特点及预后分析[J].临床血液学杂志,2022,35(1):21-28.

[23]刘媛媛,张国平.治疗滤泡性淋巴瘤的新药——PI3K抑制剂copanlisib[J].医学理论与实践,2022,35(11):1931-1932.

[24]郭振玲.第四代 CD19-CAR-T 细胞治疗复发/难治成人急性 B 淋巴细胞白血病的临床研究[D].广州:南方医科大学,2021.

[25]卜凡,李毅,王文洋,等.T 淋巴母细胞性淋巴瘤诊断学特征并文献复习[J].中华诊断学电子杂志,2021,9(4):242-246.

[26]陈颖.我国同情用药制度的法律困境及其对策[J].医学与社会,2022,35(4):139-144.

[27] WORLD MEDICAL ASSOCIATION. World Medical Association declaration of helsinki:ethical principles for medical research involving human subjects[J].JAMA,2013,3(10):2191-2194.

[28]詹景,杨诗婕,张薇,等.MYC 及 BCL-2 蛋白双表达对弥漫大 B 细胞淋巴瘤患者预后影响:倾向性评分匹配分析[J].中华血液学杂志,2022,43(1):41-47.

[29]郑鸿.西达本胺联合 CHOP 对弥漫大 B 细胞淋巴瘤的协同抗肿瘤作用[D].天津:天津医科大学,2020.

[30]张镭,谭玲,陆进.超说明书用药专家共识 [J].药物不良反应杂志,2015,17(2):101-103.

[31]TSUJI B T,POGUE J M,ZAVASCKI A P,et al. International consensus guidelines for the optimal use of the polymyxins:endorsed by the american college of clinical pharmacy(ACCP),european society of clinical microbiology and infectious diseases(ESCMID),infectious diseases society of america (IDSA), international society for anti-infective pharmacology(ISAP),society of critical care medicine(SCCM),and society of infectious diseases pharmacists(SIDP)[J]. Pharmacotherapy, 2019,39(1):10-39.

[32]E-T PIPERAKI,L S TZOUVELEKIS,V MIRIAGOU,et al. Carbapenem-resistant Acinetobacter baumannii:in pursuit of an effective treatment[J].Clin Microbiol Infect,2019,25(8):951-957.

[33]XIANG-RONG BAI,DE-CHUN JIANG,SU-YING YAN. High-Dose tigecycline in cldcrly patients with pneumonia due to multidrug-resistant acinetobacter baumannii in intensive care unit[J].Infect Drug Resist,2020,18(13):1447-1454.

[34]曹志宏,顾胤杰,陈家应.医疗纠纷社会学分析[J].江苏卫生事业管理,2009,5(20):77-79.

[35]于修成.辅助生殖的伦理与管理[M].北京:人民卫生出版社,2014.

[36]黄偎暖,徐丹,汪晖.胚胎(胎儿)发育编程中的表观遗传修饰现象[J].国际病理科学与临床杂志,2008,28(4):291.

[37]郭照江,任家顺,王明旭,等.医学伦理学[M].北京:人民卫生出版社,2015.

[38]孙福川,王明旭,赵明杰,等.医学伦理学[M].北京:人民卫生出版社,2020.

[39]中华医学会精神科分会.(CCMD-3)中国精神障碍分类与诊断标准第三版[M].济南:山东科学技术出版社,2001.

[40]赵靖平,施慎逊.中国精神分裂症防治指南(第二版)[M].北京:中华医学电子音像出版社,2015.

[41]美国精神医学学会.精神障碍诊断与统计手册(第五版)[M].北京:北京大学出版社,2016.

[42]江开达,李凌江,陆林,等.精神病学[M].北京:人民卫生出版社,2015.

[43]张小宁,石美森.司法精神病学[M].北京:中国政法大学出版社,2019.

[44]钱铭怡,安芹,桑志芹,等.《中国心理学会临床与咨询心理学工作伦理守则》解读[M].北京:北京大学出版社,2021.

[45]中华人民共和国卫生部.卫生部关于规范活体器官移植若干规定[J].实用器官移植电子杂志,2013,1(2):65-66.

[46]蒙舒柳,杨同卫.论活体器官捐献者的自爱意识和利他精神之张力[J].中国医学伦理学,2017,30(2):233-236.